渡辺雄二
Yuji Watanabe

コンビニの「買ってはいけない」「買ってもいい」食品

大和書房

はじめに

買ってはいけない食品と買ってもいい食品

「コンビニ弁当は体によくない」と感じている人は多いのではないでしょうか。弁当ばかりでなく、おにぎり、サンドイッチ、惣菜《そうざい》なども「体にいいのだろうか？」と疑問に感じている人が多いと思います。そうした疑問を持ちながらも、コンビニで食品を買って、食べている人も少なくないでしょう。

コンビニには、弁当やおにぎり、パンなどのほか、ハム・ソーセージ、レトルト食品、お菓子、飲みもの、調味料など、じつに様々な食品が売られています。ただし、それらがすべて安全で、安心して食べられるかというと、残念ながらそうではありません。危険性の高い食品添加物を含むものが多いからです。なかには、食べ続けると、がんになる確率が高まるような製品もあります。

また、食べた後に、舌や歯ぐきに刺激感が残ったり、胃が重苦しくなったり、あるいは気持ちが悪くなったりするものもあります。おそらく実際に、こうした経験をお持ちの方も少なくないのではないかと思います。一方で、コンビニには、安心して食べられる食品も数多く売られています。たとえば、プレーンヨーグルト、食パン、豆腐、煮豆、お茶飲料、ソース、しょうゆなどは、無添加のものが多いのです。

コンビニの食品は大別すると、「買ってはいけない食品」、「買ってもいい食品」、そして、それらの中間の3種類に分けることができます。

「買ってはいけない食品」とは、発がん性やその疑いがあったり、肝臓《かんぞう》や免疫《めんえき》に悪影響をもたらすなど、危険性の高い添加物が使われている食品です。また、あまりにも多くの添加物を含んでいて、食べると舌や歯ぐき、胃や腸などの粘膜《ねんまく》が刺激されて、口内が不快になったり、胃が張ったり、重苦しくなったり、鈍痛を感じたり、もたれたり、あるいは下痢《げり》を起こす可能性のあるものです。

それから、油で揚げられたもので時間が経っているものです。そうした食品には、有害な過酸化脂質《かさんかししつ》が多くできており、食べると下痢や腹痛などを起こすことがあるからです。

コンビニで売られている食品には、これらに当てはまるものがたくさんあるので、できるだけそれらを避けたほうが賢明です。

逆に「買ってもいい食品」とは、基本的には添加物を使っていないものです。つまり、食品原料のみで製造されたものです。あるいは、安全性の高い添加物を1～3品目程度使ったものです。これなら、口内の刺激感や胃や腸などへの影響はほとんどありません。

添加物の多い食品は、おいしくない

食品は、本来なら小麦粉や米、野菜、果物、塩、砂糖などの食品原料から作られるべきです。しかし、機械で大量に生産したり、長期間腐《くさ》らないように加工したりするためには、添加物が必要になってきます。メーカーにとっては、添加物はとても便利なものです。それを使うことで、食品の製造や流通が容易となり、製造コストを低くすることができるので、儲《もう》けをたくさん出すことができるからです。

しかし、添加物は食べものとは違います。石油製品などから化学的に合成されたり、樹木や昆虫、細菌《さいきん》などから抽出《ちゅうしゅつ》されたものです。食べものは体を育《はぐく》む栄養になりますが、添加物の多くは栄養にはならず、体にとっては「異物」となり、体の機能を乱すおそれがあります。

なかには、まったく分解されず、体の中をグルグル回るものもあります。環境中で分解されない化学物質は「環境汚染」を起こしますが、その意味では、体内で分解されない添加物は、「人体汚染」を起こしているといえます。結局、添加物をたくさん含む食品は体にとってよいものではなく、それだけ「質が悪い」食品といえるのです。

また、添加物の多い食品は、味もよくないものが多いのです。小麦粉や米などの食品原料には、たんぱく質、脂肪、炭水化物、ミネラル、ビタミンなどの栄養素が含まれています。それらは体にとって必要なものであり、だからこそ、それらを含む食品を「おいしい」と感じるのです。

ところが、添加物はほとんどが栄養にはならないものです。保存性を高めたり、着色したり、漂白《ひょうはく》したりと、一定の効果があるだけです。そのため、添加物が多い食品は、たいていおいしくありません。

今回、本書を執筆するにあたって、コンビニで購入した食品をたくさん試食しましたが、一番印象に残ったのは、明治の「エッセルスーパーカップ超バニラ」でした。この製品は、以前は「香料、安定剤（セルロース）、アナトー色素」の3種類の添加物が使われていましたが、最近になって、安定剤（セルロース）の使用をやめて、食品原料の乳製品の量を増やしたのです。

その結果、とても濃厚でまろやかな、本来のアイスクリームの味になっていました。つまり添加物を減らして、本来使うべき食品原料を増やせば、味は確実によくなるということなのです。

もはや生活に欠かせないものになっているコンビニ。だからこそ、消費者としては、それをうまく利用したいものです。そのためには、消費者にとってメリットになる製品を選んで買う必要があります。本書が、その一助になることを願ってやみません。

コンビニの「買ってはいけない」「買ってもいい」食品 ◯ 目次

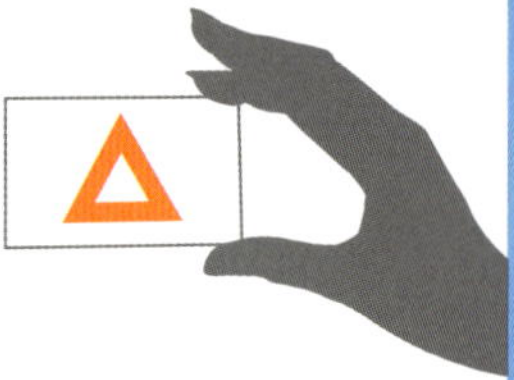

第2章 「買ってはいけない」と「買ってもいい」の中間

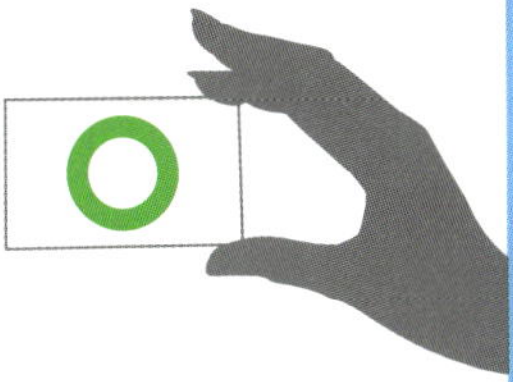

第3章 「買ってもいい」コンビニの食品

第4章 これだけは知っておきたい！ コンビニ食品の知識

「買ってはいけない」コンビニの食品

・発がん性やその疑いのある添加物を含んだ食品。
・肝臓にダメージをあたえたり、免疫力を低下させたりするなど、体の働きに悪影響をおよぼす添加物を含んだ食品。
・あまりにも多くの添加物を含んでいるため、口内や胃などに刺激感をもたらし、不快な症状にさせる食品。
・油で揚げてあり、有害な過酸化脂質が多く含まれる食品。

「買ってもいい」コンビニの食品

・添加物を使っていない食品。
・安全性の高い添加物が1～3品目程度使われている食品。

「買ってはいけない食品」と「買ってもいい食品」の中間

・本文を読んで、「いけない」か「いい」か、ご自分で判断してみてください。

なお、本書に出てくる実験データは、主に『第7版　食品添加物公定書解説書』（廣川書店）、『既存天然添加物の安全性評価に関する調査研究』（日本食品添加物協会）、『天然添加物の安全性に関する文献調査』（東京都生活文化局）『「アセスルファムカリウムの指定について」および「スクラロースの指定について」』（厚生労働省行政情報）などを参考にしています。

第1章

「買ってはいけない」コンビニの食品

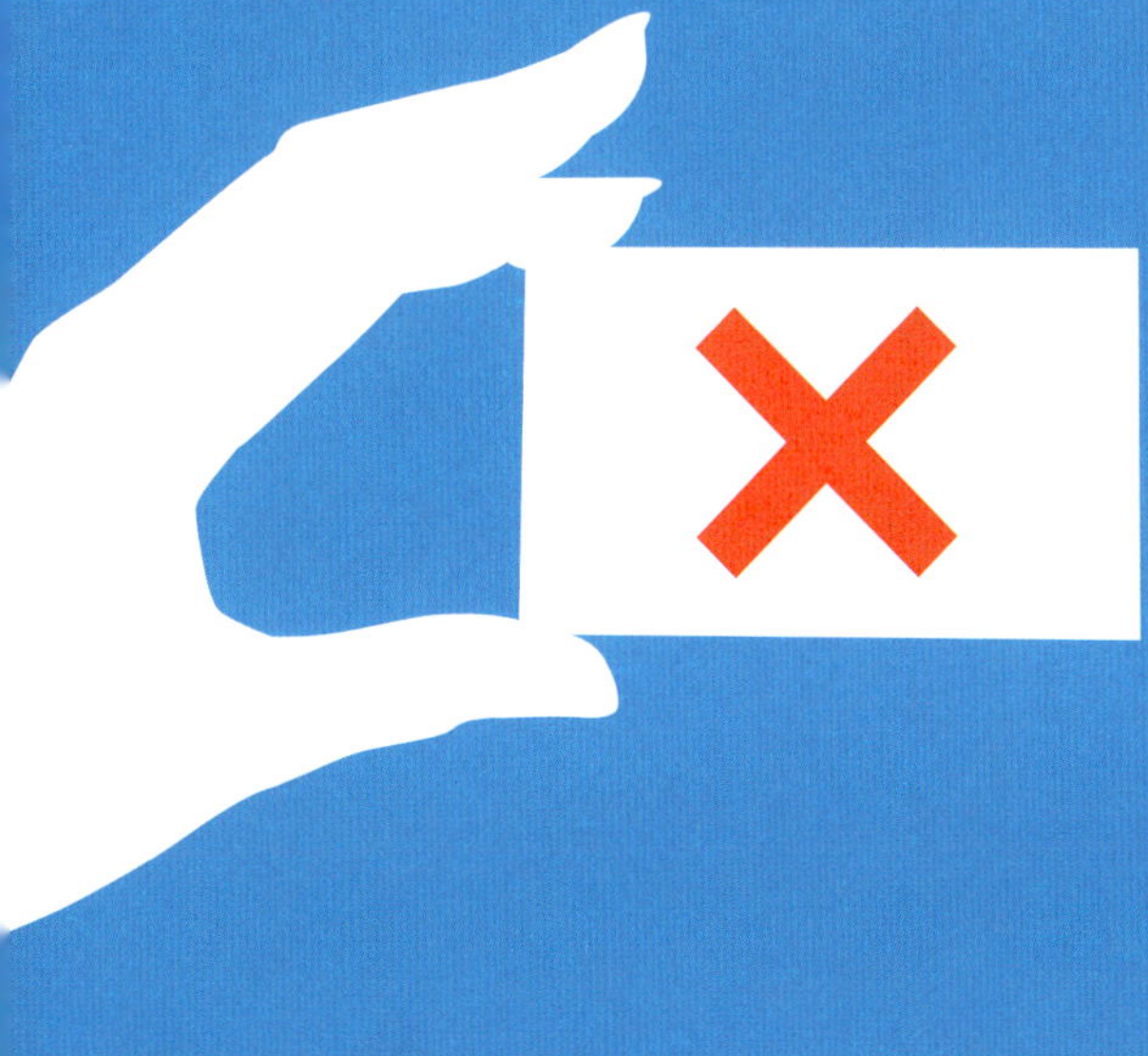

辛子明太子（おにぎり）

赤い明太子を保つ黒い添加物

ローソン

コンビニおにぎりの中でも人気の高い辛子明太子ですが、「買ってはいけない」といわざるを得ません。なぜなら、具の明太子に、危険性の高い発色剤の亜硝酸《あしょうさん》Na（ナトリウム）が添加されているからです。ローソンのほか、サンクスなどの明太子おにぎりにも、同様に亜硝酸Naが使われています。

明太子の原料となるたらこには、筋肉色素のミオグロビンなどの赤い色素が含まれていますが、時間がたつと酸化して黒く変色します。すると、明太子が黒っぽくなって、「おいしくなさそう」に見えて売れなくなってしまいます。そこで、亜硝酸Naを添加するわけです。すると、亜硝酸Naとミオグロビンが反応して、ニトロソミオグロビンができます。これは鮮やかな赤い色なので、明太子が黒っぽくならず、きれいな色が保たれるのです。

しかし、亜硝酸Naは、魚卵に多くに含まれるアミンという物質と反応して、ニトロソアミン類に変化します。ニトロソアミン類は10種類以上知られていますが、いずれも動物実験で発がん性が認められているのです。

とくに代表的なN‐ニトロソジメチルアミンの発がん性は非常に強くて、わずか0・00

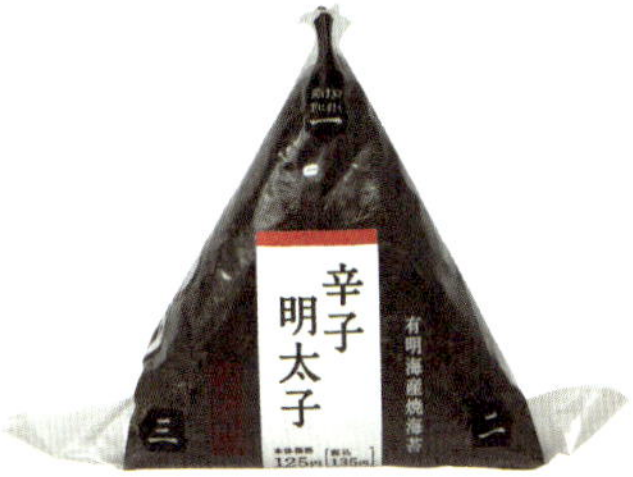

★食品原料　塩飯、辛子明太子、海苔、塩

★添加物　調味料（アミノ酸等）、pH調整剤、グリシン、酸化防止剤（V.C）、増粘剤（加工澱粉、増粘多糖類）、カロチノイド色素、モナスカス色素、発色剤（亜硝酸Na）、酵素、炭酸Mg、ナイアシン

★アレルギー表示　原材料の一部に小麦、大豆を含む

★栄養成分　（1食あたり）エネルギー169Kcal、たんぱく質4.3g、脂質1.0g、炭水化物35.8g、ナトリウム440mg（食塩相当量1.12g）

０１〜０・０００５％をえさや飲料水に混ぜてラットにあたえた実験では、肝臓や腎臓《じんぞう》にがんができました。人間の場合も、同様にがんが発生する可能性があります。

ですから、厚生労働省では、明太子やたらこに添加できる亜硝酸Naの量を厳しく制限しています。しかし、危険性をゼロにすることはできません。

ちなみに、セブン‐イレブンの「おにぎり辛子明太子」の原材料は、「塩飯（国産米使用）、辛子明太子、海苔、調味料（アミノ酸等）、pH調整剤、酸化防止剤（V・C）、ベニコウジ色素、カロチノイド色素、酵素《こうそ》、香辛料《こうしんりょう》抽出物」であり、亜硝酸Naは添加されていないので、ニトロソアミン類ができることはありません。

のり弁

おかずは多いが添加物はそれ以上

サンクス

定番のコンビニ弁当です。白身フライやコロッケ、鶏唐揚げ、のりなどたくさんの具が入っているので、「栄養があっていいのでは?」と感じている人も多いと思いますが、おすすめできません。

なぜなら、添加物が多すぎるからです。**表示されているものだけでも、じつに25種類にのぼります。**それぞれの具に数種類の添加物が使われ、さらに弁当を製造する際にも使われるので、こんなに多くなってしまうのです。

これだけ多くの添加物がいっぺんに胃の中に入るのですから、さぞかし胃もビックリすることでしょう。添加物は、純粋な化学物質が多いので、それらによって胃の粘膜が刺激されることになります。

また、フライやコロッケ、天ぷらには揚げ油が使われていますが、それが酸化して過酸化脂質が多かれ少なかれできています。過酸化脂質は有害で、動物に食べさせた実験では、成長が悪くなり、また、一定量以上食べさせると、なんと死んでしまいます。

つまり、このお弁当を食べると、多くの添加物と過酸化脂質が一度に胃の中に入ることに

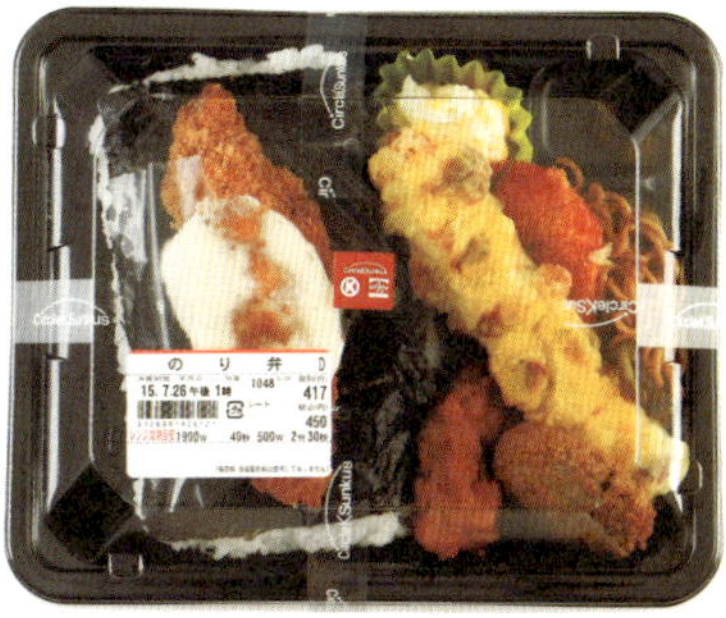

★食品原料　ご飯（国産米使用）、白身フライ、鶏唐揚、コロッケ、磯ちくわ天ぷら、ソース焼そば、つくね焼、コーン入ポテトサラダ、タルタルソース、きゅうり醤油漬、かつおおかかつくだ煮、トマトケチャップ入タレ、しょうが入醤油タレ、のり、添付醤油

★添加物　加工デンプン、ソルビット、pH調整剤、調味料（アミノ酸等）、増粘剤（加工デンプン、増粘多糖類）、着色料（カラメル、紅麹、カロチノイド、ウコン）、炭酸Ca、グリシン、トレハロース、膨張剤、ポリリン酸Na、かんすい、酸味料、酒精、甘味料（キシロース、カンゾウ）、焼成Ca、酢酸Na、乳化剤、香辛料抽出物、香料

★アレルギー表示　小麦、卵、乳、さば、牛肉、豚肉、りんご、ゼラチン由来原材料を含む

★栄養成分　（1包装あたり）エネルギー1048Kcal、たんぱく質26.6g、脂質40.7g、炭水化物143.7g、ナトリウム2.0g（食塩相当量5.08g）

なるのです。その結果、胃や腸の粘膜がそれらの悪影響を受けることになるのです。コンビニ弁当を食べた後、胃が張る、重苦しい、もたれる、鈍痛がするなど、不快な症状を感じたことはないでしょうか。これらはまとめて胃部不快感といわれていますが、その原因は、多くの添加物と過酸化脂質と考えられます。それらが胃粘膜に作用するからです。

コンビニ弁当は、仕事をしている人にとっては便利な食べものです。その反面、これらの問題があることを忘れないでください。どうしてもコンビニ弁当を食べざるを得ないときは、なるべく添加物が少なく、また、揚げ物も少ない製品を選ぶようにしてください。

ソーセージとベーコンのペペロンチーノ

がんだけではなく高血圧の遠因にも？

セブン-イレブン

✕

この製品は、その名の通り、ポークソーセージとベーコンをたっぷり使ったペペロンチーノです。しかし、ポークソーセージとベーコンには、明太子と同様に発色剤の亜硝酸Naが添加されています。原料の豚肉が酸化して、黒ずむのを防ぐためです。

ポークソーセージやベーコンの原料になる豚肉には、魚卵と同様にアミンが多く含まれています。したがって、そこに亜硝酸Naが添加されれば、発がん性のあるニトロソアミン類ができることになります。ですから、この製品に使われているソーセージなどにも、それができている可能性があります。

また、ニトロソアミン類は酸性条件下でできやすいので、ソーセージやベーコンが胃に入った際に、亜硝酸Naとアミンが反応して、それができる可能性もあります。

亜硝酸塩（亜硝酸Naは、亜硝酸塩の一つ）とアミンを同時に動物に投与した実験では、消化器官、とくに胃においてニトロソアミン類ができて、がんが発生することが確認されているのです。

なお、ニトロソアミン類ができるのを防ぐために、酸化防止剤のビタミンC（V・C）が添加されているソーセージやベーコンもありますが、十分に防ぐことはできません。ですから、**亜硝酸Naが添加されたものは、できるだけ食べないようにしたほうがよい**のです。

さらにこの製品には、ナトリウムが１・８g含まれ、食塩相当量は４・５７gとなります。食塩をとりすぎると、高血圧の原因となるため、厚生労働省では、１日の摂取量を男性は８g未満、女性は７g未満にすべきとしています。ところが、この製品だけで、男性も女性もその半分以上を摂取してしまうことになります。

また、野菜がほとんど入っておらず、栄養バランスが悪いということもあるので、やはり買わないほうがよいでしょう。

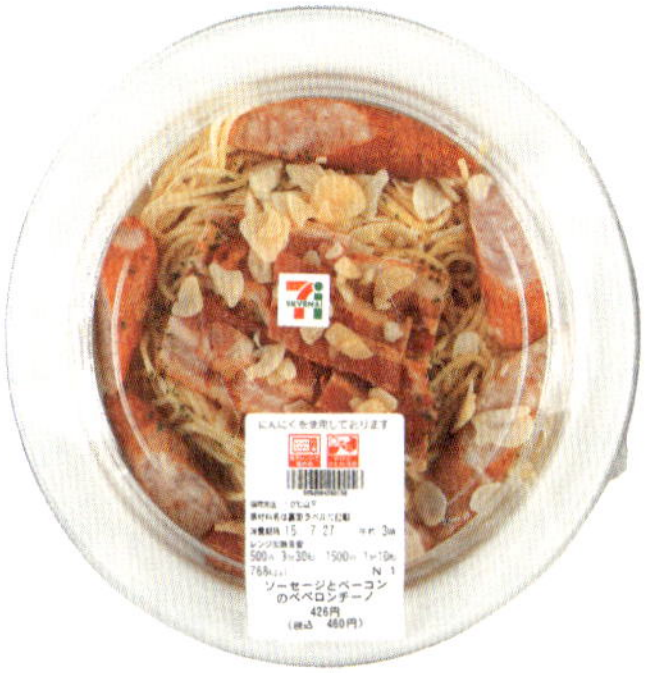

★食品原料　スパゲティ、ポークソーセージ、植物油脂、ベーコン、にんにく、ブイヨン、ベーコン風味エキス、塩、ゼラチン、唐辛子、パセリ、胡椒

★添加物　調味料（アミノ酸等）、くん液、pH調整剤、酸味料、発色剤（亜硝酸Na）、焼成Ca、香辛料抽出物

★アレルギー表示　原材料の一部に小麦、卵、乳成分、牛肉、鶏肉を含む

★栄養成分　（1包装あたり）エネルギー768Kcal、たんぱく質27.1g、脂質41.7g、炭水化物71.3g、ナトリウム1.8g（食塩相当量4.57g）

大盛明太子スパゲティ

意外に知らない明太子の発がんリスク

ファミリーマート

明太子スパゲティはとても人気があって、どこのコンビニにもたいてい置かれています。「スパゲティと明太子のからまり具合が好き」という人も多いでしょう。その気持ちはわかるのですが、おすすめできません。なぜなら、辛子明太子おにぎりと同様に、明太子に発色剤の亜硝酸Naが添加されているからです。

この製品の場合も、明太子ソースに使われている辛子明太子に亜硝酸Naが添加されています。したがって、原料となるたらこに多く含まれるアミンと反応して、発がん性のあるニトロソアミン類ができる可能性があるのです。

辛子明太子は、色々と問題の多い製品なのですが、とくに毎日食べていると、胃がんになる確率が高まるという問題があります。これについては、「辛子明太子」の項（44ページ）で詳しく述べますが、国立がん研究センターの研究者が、約2万人を対象におこなった疫学調査で、**明太子やたらこなどの塩蔵《えんぞう》魚卵を「ほとんど食べない」という人に比べて、「ほとんど毎日食べている」という人は、胃がんになる割合が2・44倍も高かった**のです。

つまり、明太子がのったスパゲティを毎日食べていると、胃がんになる確率が高くなると

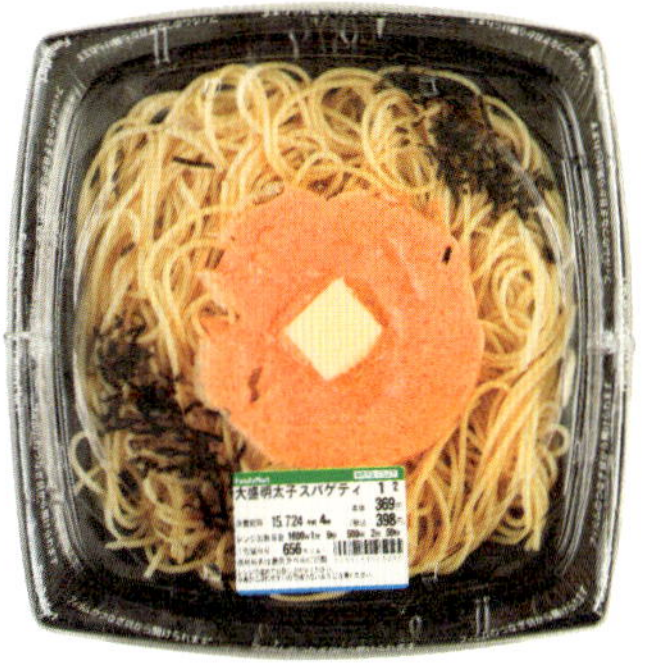

★食品原料　スパゲティ、明太子ソース（からし明太子入りソースゼラチン、からし明太子、マヨネーズ）、バター、海苔

★添加物　pH調整剤、調味料（アミノ酸等）、増粘剤（加工デンプン、増粘多糖類）、乳化剤、グリシン、酸化防止剤（V.C）、紅麹色素、香料、酵素、発色剤（亜硝酸Na）、香辛料抽出物、$V.B_1$

★アレルギー表示　原材料の一部に小麦、大豆を含む

★栄養成分　（1包装あたり）エネルギー657Kcal、たんぱく質24.4g、脂質14.7g、炭水化物106.1g、ナトリウム2.0g（食塩相当量5.08g）

いうことです。

添加物の紅麹《べにこうじ》色素は、ベニコウジカビの菌体より抽出して得られた赤色の色素で、明太子の着色に使われています。この色素を5％含むえさをラットに13週間食べさせた実験では、腎細管に壊死《えし》が認められました。腎臓に障害をもたらす可能性があるということです。ただし、添加物として微量使われた場合、人間にどのような影響をおよぼすかは不明です。

ちなみに、コンビニの明太子スパゲティの中には、亜硝酸Naが添加されていない明太子を使っている製品も少ないながらあります。ですから、「どうしても明太子スパゲティが食べたい」という人は、表示をよく見て、そうした製品を選ぶようにしてください。

ロングあらびきチョリソーソーセージ

猛毒性の「発色剤」が使われている

サンクス

太くて長いフランクフルトソーセージが、コッペパンに挟まっている製品です。「フランクフルトの歯ごたえが好き」という人も多いと思いますが、フランクフルトには、発色剤の亜硝酸Naが添加されているので、一般のソーセージやベーコンと同様の問題があります。

亜硝酸Naは、それ自体毒性が強く、これまでの中毒事故から算出されたヒト致死量《ちしりょう》は、0・18〜2・5gと非常に少量。ちなみに猛毒の青酸カリ（シアン化カリウム）の致死量は0・15gです。したがって、食品に亜硝酸Naが一定量以上含まれると中毒を起こすので、添加量が厳しく制限されています。制限されているとはいえ、これほど毒性が強い化学物質を食品に混ぜること自体が大問題なのです。

さらに亜硝酸Naは、肉に多く含まれるアミンと反応して、ニトロソアミン類という強い発がん性のある物質に変化します。ニトロソアミン類は、とくに酸性状態の胃の中でできやすいことがわかっています。つまり、亜硝酸Naを含んだフランクフルトを食べるということは、体内で発がん性物質ができる可能性が高いということなのです。

このほか、リン酸塩（Na）もフランクフルトに添加されていますが、これはポリリン酸Na

とピロリン酸Naの簡略名で、肉類の組織の結着力や伸展性を高めるために使われている添加物です。とりすぎるとカルシウムの吸収が悪くなって、骨がもろくなる心配があります。

また、ポリリン酸Naを3％含むえさをラットに24週間食べさせた実験では、腎臓結石ができました。ピロリン酸Naを1％含むえさをラットに16週間食べさせた実験では、腎障害（石灰化、変性、壊死）が見られました。

保存料のソルビン酸については、落花生油または水に溶かして、ラットに皮下注射した実験では、注射部位にがんが発生しました。

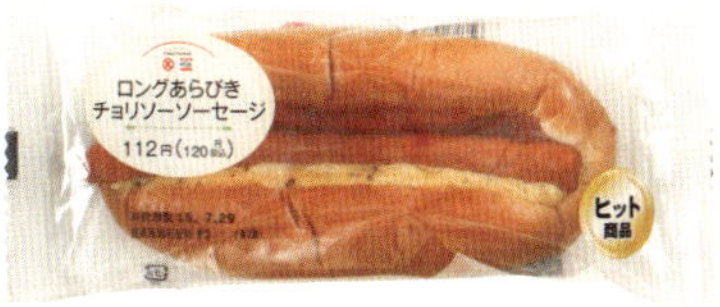

★食品原料　ウインナーソーセージ、小麦粉、からし入りマヨネーズタイプソース、ケチャップ、異性化液糖、砂糖、ショートニング、パン酵母、油脂加工品（加工油脂、酵母、でんぷん糖）、油脂加工品（植物油脂、ぶどう糖、はっ酵乳、えんどう豆たんぱく、パン酵母、脱脂粉乳、乳酸菌）、小麦たんぱく、食塩、乳等を主要原料とする食品、卵、大豆粉、加工油脂

★添加物　乳化剤、調味料（アミノ酸等）、リン酸塩（Na）、加工デンプン、増粘剤（増粘多糖類、アルギン酸エステル）、酢酸Na、保存料（ソルビン酸）、ビタミンC、酸化防止剤（ビタミンC、ビタミンE）、pH調整剤、発色剤（亜硝酸Na）、香料、着色料（カロチン）

★アレルギー表示　原材料の一部に卵、小麦、乳成分、牛、大豆、豚を含む

★栄養成分　（1包装あたり）エネルギー283Kcal、たんぱく質8.3g、脂質14.5g、炭水化物29.8g、ナトリウム539mg（食塩相当量1.36g）

ジューシーハム
サンドイッチとはいえ添加物が多すぎる

ファミリーマート

ハムサンドは人気のある製品で、ほとんどのコンビニで売られています。しかし、前の「ロングあらびきチョリソーソーセージ」と同様の問題があります。ハムにも、フランクフルトソーセージと同じく、発色剤の亜硝酸Naが添加されているからです。

ハムの原材料も、フランクフルトと同じ豚肉です。したがって、酸化すると変色して黒っぽくなってしまいます。それを防ぐために亜硝酸Naを添加しているのです。そのため、ハムの中に、ニトロソアミン類ができている可能性がありますし、また胃の中でそれができる可能性があります。ですから、ハムサンドは食べないほうが無難なのです。

また、ハムサンドには、多くの添加物が使われているという問題もあります。この製品の場合、全部で16種類になります。パンの製造に添加物が使われ、さらにハムなどの具材にも使われているため、それらを合わせると数が多くなってしまうのです。それらが一度に胃の中に入るため、粘膜を刺激することになります。

ですから、敏感な人の場合、ピリピリしたり、張るような感じになったり、もたれたり、重苦しくなったりという胃部不快感を覚える心配があります。

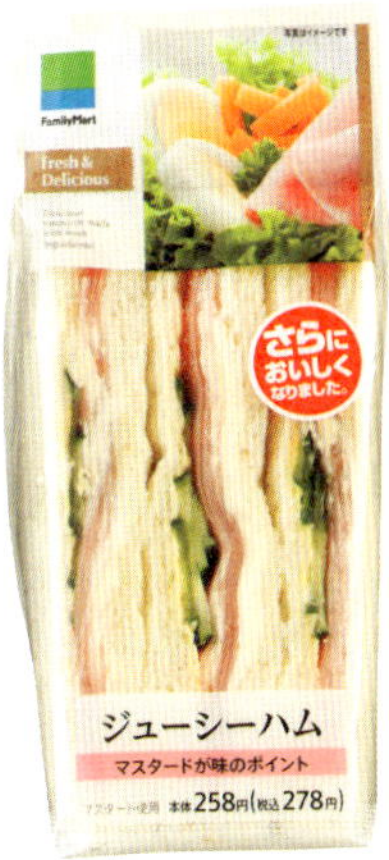

★食品原料　パン、ハム、マヨネーズ、きゅうり、マヨソース、からし入りファットスプレッド

★添加物　加工デンプン、糊料（増粘多糖類、アルギン酸エステル）、調味料（アミノ酸等）、乳化剤、リン酸塩（Na）、酸化防止剤（V.C）、pH調整剤、香料、着色料（クチナシ、カロチノイド）、イーストフード、発色剤（亜硝酸Na）、香辛料抽出物、くん液、V.C

★アレルギー表示　原材料の一部に乳、大豆、豚肉を含む

★栄養成分　（1包装あたり）エネルギー335Kcal、たんぱく質12.0g、脂質18.3g、炭水化物30.2g、ナトリウム854mg（食塩相当量2.17g）

添加物のイーストフードは、パンの製造の際に使われているものです。イースト（パン酵母）に混ぜると、パンがふっくらと焼き上がります。

「フード」という名前がついていますが、実際には添加物の塊《かたまり》です。イーストフードとして使われる添加物は、塩化アンモニウム、炭酸アンモニウム、リン酸水素二アンモニウムなど19品目あり、これらから5品目程度をピックアップして混ぜ合わせて使われます。

毒性の強いものはそれほど見当たりませんが、塩化アンモニウムは例外で、ウサギに2gを口からあたえたところ、10分後に死亡したというデータがあり、毒性は強いといえます。

なお、ほかの添加物は、多くがもともとハムに含まれているものです。

カップヌードル

パイオニアの罪

日清食品

１９７１年9月からこの製品が発売され、カップめんの歴史が始まりました。今でも不動の地位を占めていますが、大きな問題がいくつもあり、後に続いたカップめんも同様の問題を抱えることになったといえます。

問題の一つは、添加物があまりにも多すぎることです。加工でん粉や調味料（アミノ酸等）など全部で15種類も表示されています。これらが一度に口から入ってくるわけですから、胃腸が敏感な人は、胃が張る、重苦しくなる、もたれる、鈍痛を感じるなどの胃部不快感におちいることがあるのです。

また、添加物はたんぱく質や炭水化物と違って分子量が小さいので、腸から吸収されて、血液に乗って全身にめぐります。とくに調味料のＬ-グルタミン酸Naが大量に使われているので、腸から吸収されて顔や腕に灼熱感《しゃくねつかん》を覚えたりすることがあるのです。

次の問題は、めんを油で揚げてあることです。そのため、油が酸化して、有害な過酸化脂質ができています。ふたを開けるとプーンと鼻をつく油のにおいがするので、すでに過酸化脂質がある程度できていると考えられます。**過酸化脂質は有害物質で、ネズミやウサギに食**

べさせると成長が悪くなり、一定量を超えると死んでしまいます。人間の場合、胃痛や下痢を起こすことがあるため、抗酸化作用のあるビタミンEを添加して発生を防いでいますが、その働きは不十分で完全に防ぐことはできません。

さらに、ナトリウム（塩分）が多いことも問題です。ナトリウムが1・9g含まれていますが、食塩相当量にすると4・83gに達します。私はこれまで「カップヌードル」を何度も試食しましたが、いつも胃に刺激を感じ、肩から腕にかけての灼熱感を覚えました。

また、食べ終わった後に、なんともいえない不快な臭いが部屋中にこもります。不快な臭いの食べものは、基本的に体にはよくありません。

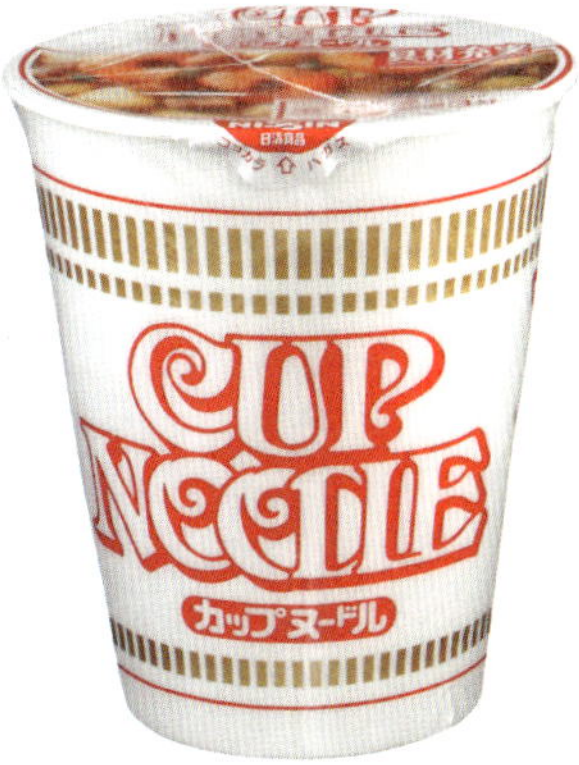

★食品原料　油揚げめん（小麦粉、植物油脂、食塩、チキンエキス、ポークエキス、醤油、たん白加水分解物）、かやく（味付卵、味付豚肉、味付えび、味付豚ミンチ、ねぎ）、スープ（糖類、醤油、食塩、香辛料、たん白加水分解物、香味調味料、チキンエキス、ポークエキス、メンマパウダー）

★添加物　加工でん粉、調味料（アミノ酸等）、炭酸Ca、かんすい、カラメル色素、増粘多糖類、乳化剤、酸化防止剤（ビタミンE）、カロチノイド色素、香辛料抽出物、ビタミンB_2、ビタミンB_1、酸味料、スモークフレーバー、香料

★アレルギー表示　小麦、卵、乳成分、えび、豚肉、鶏肉、大豆、ごま

★栄養成分　（1食77gあたり）エネルギー353Kcal、たんぱく質10.7g、脂質15.2g、炭水化物43.4g、ナトリウム1.9g（食塩相当量4.83g）

赤いきつねうどん

［きつね］も［たぬき］も揃ってNG

東洋水産

カップうどんの中でも代表的な製品ですが、「カップヌードル」と同様の問題があります。

まず、添加物が12種類と多いことです。その一つカラメル色素の場合、カラメルⅠ、カラメルⅡ、カラメルⅢ、カラメルⅣと4種類あって、そのうちⅢとⅣには、4‐メチルイミダゾールという発がん性物質が含まれています。カラメルⅢとⅣの原料には、アンモニウム化合物が使われており、それが色素の製造過程で変化して、4‐メチルイミダゾールができてしまうのです。

ただし、ⅠとⅡには、4‐メチルイミダゾールは含まれず、それほど問題のないことがわかっています。もちろん、この製品にはⅢかⅣが使われている可能性もありますが、「カラメル色素」としか表示されていないので、どれが使われているのかわかりません。

さらに、めんを油で揚げており、しかも油揚げも入っているので、過酸化脂質がかなり含まれていると考えられます。したがって、油に敏感な人は要注意です。**油揚げや市販の天ぷらを食べて、お腹が痛くなったり、下痢をしたりしたことがある人は、食べないほうがよいでしょう。**ナトリウムも2・4gと多く、食塩相当量は6・1gに達します。

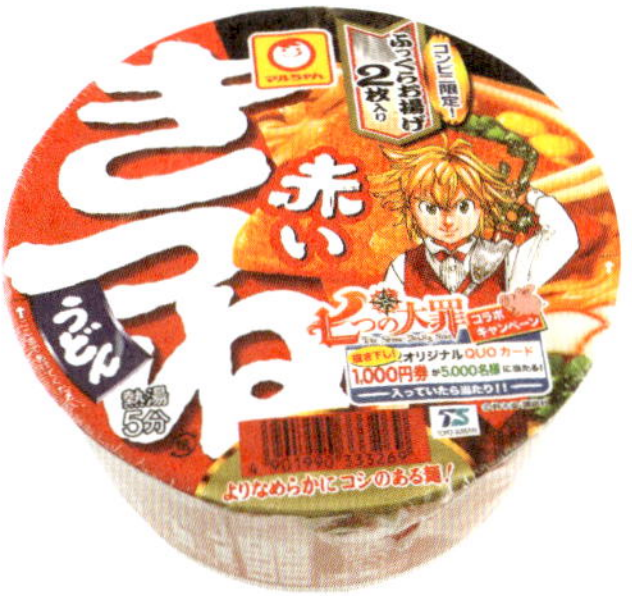

★食品原料　油揚げめん（小麦粉、植物油脂、でん粉、食塩、植物性たん白、乾燥酵母、卵白）、かやく（味付油揚げ、たまご、かまぼこ）、添付調味料（食塩、醤油、魚介エキス、たん白加水分解物、粉末こんぶ、香辛料、ねぎ、砂糖、植物油）

★添加物　加工でん粉、調味料（アミノ酸等）、リン酸塩（Na）、炭酸カルシウム、カラメル色素、レシチン、増粘多糖類、酸化防止剤（ビタミンE）、ベニコウジ色素、ビタミンB_2、ビタミンB_1、カロチン色素

★アレルギー表示　卵、乳、小麦、ゼラチン、大豆、さば

★栄養成分　（1食98gあたり）エネルギー439kcal、たんぱく質11.4g、脂質20.0g、炭水化物53.4g、ナトリウム2.4g（食塩相当量6.1g）

また、容器にも問題があります。発泡スチロールでできているため、熱いお湯を入れると発がん性のあるスチレンが、ppbレベル（ppbは、10億分の1をあらわす濃度の単位）ですが、溶け出してくることがあるのです。一方、姉妹品の「緑のたぬき天そば」ですが、やはり油揚げめんが使われ、使用添加物は、「加工でん粉、調味料（アミノ酸等）、炭酸カルシウム、カラメル色素、リン酸塩（Na）、増粘《ぞうねん》多糖類《たとうるい》、レシチン、酸化防止剤（ビタミンE）、クチナシ色素、ベニコウジ色素、香料、ビタミンB_2、ビタミンB_1、カロチン色素、香辛料抽出物」と、全部で15種類もあり、問題のカラメル色素も使われています。

どちらの製品も、過酸化脂質と添加物が多いので買わないほうがよいでしょう。

日清焼きそばU.F.O.

こうして「味音痴」の人ができあがる

日清食品

カップラーメンやカップうどんと並んで人気のあるカップ焼きそばですが、基本的にはそれらと変わりがありません。つまり、添加物が多く、めんが油で揚げられており、ナトリウムも多いのです。この製品の場合、調味料（アミノ酸等）やかんすいなど15種類もの添加物が使われており、油揚げめんで、食塩相当量は5・8gです。

しかも、添加物の中では、カラメル色素が2番目に書かれています。これは、量的にカラメル色素が2番目に多く使われているということです。**カラメルⅢかⅣが使われていた場合、それだけ発がん性のある4-メチルイミダゾールを多く摂取することになります。**

このほか、調味料（アミノ酸）は、L-グルタミン酸Naをメインとしたものです。L-グルタミン酸Naは、もともとはこんぶに含まれるうま味成分で、現在はサトウキビなどを原料に発酵法によって製造されています。動物実験では毒性はほとんど見られていませんが、人間が一度に大量に摂取すると、腕や顔に灼熱感を覚えたり、動悸《どうき》を感じたりすることがあります。

また、あまりにも多くの食品に使われているため、味の画一化《かくいっか》、さらに、L-グルタミン

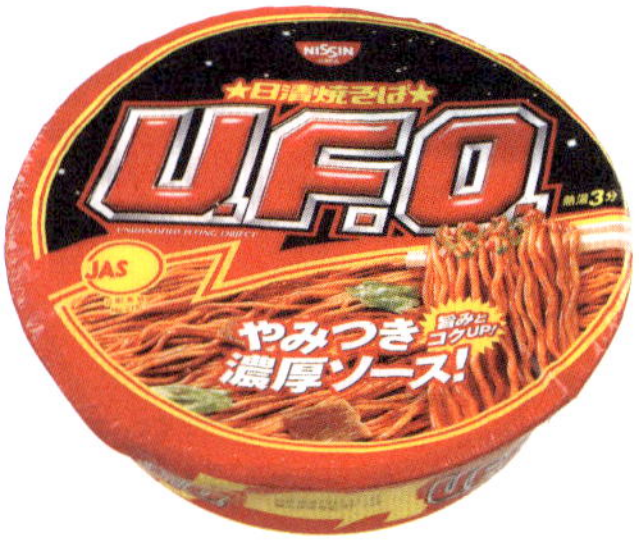

★食品原料　油揚げめん（小麦粉、植物油脂、食塩、醤油、香辛料）、ソース（ソース、糖類、植物油脂、還元水あめ、食塩、香辛料、香味油、ポークエキス、たん白加水分解物）、かやく（キャベツ、味付豚肉、青のり、紅生姜）

★添加物　加工でん粉、カラメル色素、調味料（アミノ酸等）、炭酸Ca、かんすい、酸味料、グリセリン、ベニコウジ色素、焼成Ca、香料、酸化防止剤（ビタミンE）、炭酸Mg、香辛料抽出物、ビタミンB_2、ビタミンB_1

★アレルギー表示　原材料の一部に乳成分、鶏肉、りんご、ゼラチンを含む

★栄養成分　（1食128gあたり）エネルギー558Kcal、たんぱく質9.2g、脂質21.8g、炭水化物81.3g、ナトリウム2.3g（食塩相当量5.8g）

酸Naが添加されていないと「おいしくない」と感じてしまう、いわゆる「味音痴《おんち》」を生み出しているという問題もあります。

かんすいは、ラーメン独特の風味や色合いを出すための添加物で、炭酸K（カリウム）やリン酸三Kなど16品目の中から、1品目以上を混ぜたものです。それほど毒性の強いものは見当たりませんが、かんすいを多く含むめんを食べると、口に違和感を覚えたり、胸やけを起こしたりすることがあります。

数多くの添加物と、油揚げめんに含まれる過酸化脂質を一度に摂取することになるので、人によっては、胃部不快感などの症状を起こす心配があります。

チャルメラ しょうゆ

カラメル色素には注意しよう

明星食品

コンビニで売られている袋入り即席めんの種類は、カップめんに比べると少ないですが、そんな中でよく見かける製品です。売り出されたのは昭和時代なので、ロングセラーを続けているといえますが、おすすめはできません。

なぜなら、めんが油で揚げられており、また、添加物が13種類と多く、カラメル色素も使われているからです。さらに、ナトリウムも多く、食塩相当量は6・6gに達します。

カラメル色素は、しょうゆスープの色を濃く見せるために使われています。カラメルⅠ、カラメルⅡ、カラメルⅢ、カラメルⅣの4種類があります。でん粉や糖などを熱処理することで茶色いカラメル色素が作られますが、そのうちⅢとⅣの場合、でん粉や糖のほかにアンモニウム化合物が混ぜられています。それが熱処理によって、4-メチルイミダゾールに変化するのですが、これは動物実験で発がん性があることが確認されているのです。

ですから、カラメルⅢまたはⅣが使われていた場合、発がん性物質を一緒に摂取してしまうことになります。したがって「カラメル色素」と表示された製品は、なるべく食べないほうがよいのです。

このほか、クチナシの実から抽出された黄色い色素で、めんの着色に使われています。しかし、ラットに体重1kgあたり0・8〜5gのクチナシ色素を食べさせた実験では、下痢を起こし、肝臓から出血し、肝細胞の変性と壊死が観察されました。**クチナシ色素に含まれるゲニポサイドという物質が腸の中で変化して、これらの症状を引き起こしたと考えられています。**

また、微粒《びりゅう》二酸化ケイ素は、ガラス成分の二酸化ケイ素を細かい粒子状にしたものです。腸から吸収されませんので、ほとんど影響はないと考えられますが、ガラス成分を食品に混ぜられるのは、消費者としてはおそらく抵抗があるでしょう。

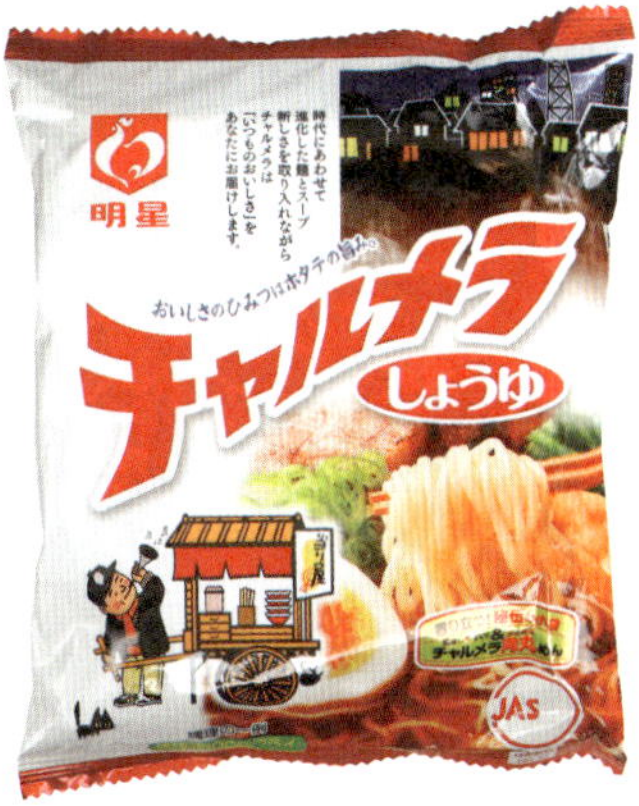

★食品原料　油揚げめん(小麦粉、植物油脂、食塩、乳たん白、たん白加水分解物、発酵調味料)、スープ(食塩、香味調味料、しょうゆ、貝エキス、糖類、香辛料、たん白加水分解物、でん粉、ねぎ、植物油脂、昆布粉末)

★添加物　加工でん粉、調味料(アミノ酸等)、炭酸カルシウム、かんすい、カラメル色素、増粘多糖類、酸化防止剤(ビタミンE)、酸味料、クチナシ色素、香料、微粒二酸化ケイ素、ビタミンB_2、ビタミンB_1

★アレルギー表示　小麦、卵、乳成分、えび、豚肉、鶏肉、さけ、さば、大豆、ゼラチン

★栄養成分　(1食97gあたり)エネルギー437Kcal、たんぱく質8.6g、脂質17.9g、炭水化物60.3g、ナトリウム2.6g(食塩相当量6.6g)

サッポロ一番 みそラーメン

結局、消費者には何が入っているかわからない

サンヨー食品

「チャルメラ」と同様、昭和時代に売り出された製品で、長いあいだ消費者に支持されているといえます。しかし、やはり同様に添加物が多く、めんが油で揚げられており、ナトリウムも多く、食塩相当量は5・6gです。

油揚げめんが入った製品の場合、袋を開けるとプーンと鼻を突くにおいがして、ゆでるとさらに油臭さが増していきます。油本来の香りというより、油が変質したような嫌なにおいです。脂肪が酸化して、有害性のある過酸化脂質ができているからと考えられます。

添加物の増粘多糖類は、植物や海藻、細菌などから抽出された粘性のある多糖類で、キサンタンガム、カラギーナン、グァーガムなど30品目程度あります。

基本的には、ぶどう糖がたくさん結合した多糖類なので、それほど毒性の強いものはありませんが、いくつか安全性に不安を感じるものもあります。しかも、1品目を使った場合は具体名が表示されますが、2品目以上使った場合は「増粘多糖類」としか表示されないので、何が使われているのかわかりません。

このほか、酸味料は、アジピン酸や乳酸、クエン酸など25品目以上ありますが、どれがい

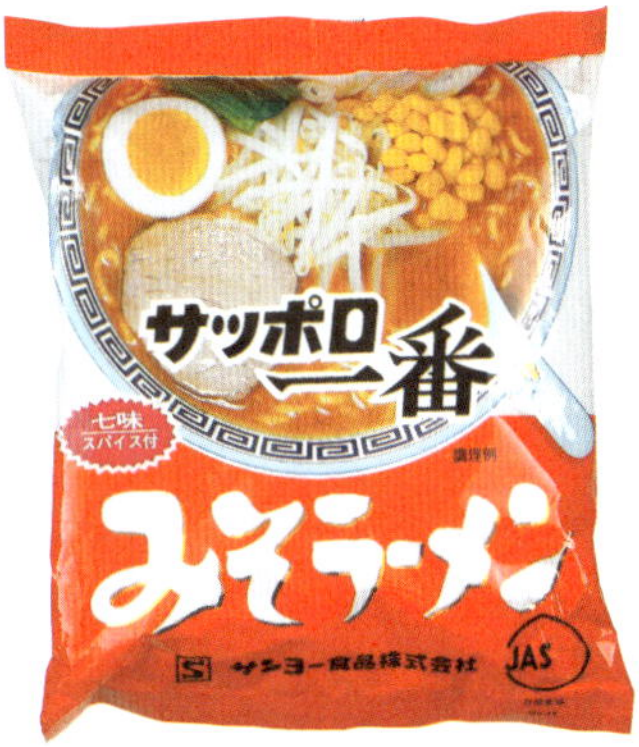

★食品原料　油揚げめん（小麦粉、ラード、でん粉、植物油脂、食塩、しょうゆ、みそ）、スープ（みそ、食塩、香辛料、糖類、ポークエキス、ねぎ、かつおエキス、酵母エキス、発酵調味料）、やくみ（七味唐辛子）

★添加物　調味料（アミノ酸等）、炭酸カルシウム、かんすい、カラメル色素、増粘多糖類、香辛料抽出物、クチナシ色素、酸化防止剤（ビタミンE）、酸味料、ビタミンB_2、ビタミンB_1

★アレルギー表示　小麦、乳成分、ごま、大豆、鶏肉、豚肉

★栄養成分　（1食100gあたり）エネルギー445Kcal、たんぱく質10.2g、脂質17.1g、炭水化物62.6g、ナトリウム2.2g（食塩相当量5.6g）

くつ使われても、一括名の「酸味料」としか表示されません。**そのため、何が使われているのかわからず、不安要素となっています。**

なお、姉妹品の「サッポロ一番 塩ラーメン」の原材料は、「油揚げめん（小麦粉、ラード、でん粉、植物油脂、食塩、やまいも粉）、スープ（食塩、香辛料、糖類、チキンエキス、ポークエキス、ねぎ、かつおエキス、発酵調味料）、やくみ（ごま）、調味料（アミノ酸等）、炭酸カルシウム、かんすい、香料、酸化防止剤（ビタミンE）、酸味料、クチナシ色素、ビタミンB_2、ビタミンB_1、（原材料の一部に乳成分、大豆を含む）」です。調味料（アミノ酸等）以降が添加物。カラメル色素は使われていませんが、添加物が全部で9種類と多く、めんも油で揚げられています。

しっとりおいしいロースハム

ハムであって、ハムの味でない？

ローソンセレクト（伊藤ハム）

市販のハムの場合、この製品に限らず、どの製品にも二つの大きな問題があります。一つは、豚肉の代わりに植物や乳などから抽出されたたんぱく質が使われ、嵩上《かさあ》げが図られていることです。この製品の原材料欄には、「卵たん白」「植物性たん白」「乳たん白」という表示があります。つまり、卵や大豆、乳から得られたたんぱく質が、豚肉に代わって使われているということです。

一般に大手ハムメーカーでは、これらのたんぱく質を大きな注射器のような器具で注入しているといいます。たんぱく質を注入することで、使用する豚肉の量を減らすことができるのです。しかし、こうすると豚肉本来のうま味が落ちてしまいますから、L‐グルタミン酸Naなどの調味料を大量に添加して、味つけをしています。そのため、本来のハムとは違った味になってしまい、また調味料の味が口に残ることになるのです。

もう一つの問題は、発色剤の亜硝酸Naなど、危険性の高い添加物が使われていることです。豚肉にはミオグロビンやヘモグロビンなどの赤い色素が含まれていますが、時間がたつと酸化して黒っぽく変色するため、茶色っぽいハムになってしまいます。

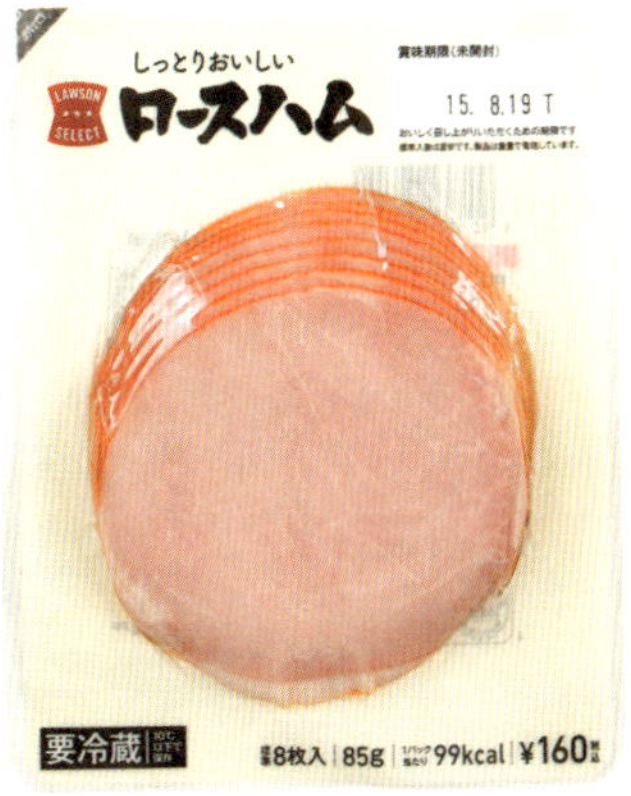

★食品原料　豚ロース肉、糖類(水あめ、砂糖)、卵たん白、植物性たん白、食塩、乳たん白、ポークエキス

★添加物　調味料(有機酸等)、リン酸塩(Na)、増粘多糖類、カゼインNa、酸化防止剤(ビタミンC)、発色剤(亜硝酸Na)、コチニール色素、香辛料

★アレルギー表示　卵、乳、大豆、豚

★栄養成分　(1食あたり〈推定値〉)エネルギー99kcal、たんぱく質14.5g、脂質2.6g、炭水化物4.5g、ナトリウム980mg(食塩相当量2.5g)

メーカー側は、「この色では売れない」と考えているようで、それを防ぐために亜硝酸Naを添加しているのです。

しかし、亜硝酸Naは、数ある添加物の中でも最も危険性の高いものです。これまでの中毒事故から算出されたヒト致死量は、０・１８〜２・５gと非常に少ないのです。そのため、ハムに一定量以上含まれると中毒を起こしますから、添加量が厳しく制限されています。

さらに、亜硝酸Naは、肉に多く含まれるアミンという物質と結合して、ニトロソアミン類という発がん性物質に変化することがわかっています。つまり、亜硝酸Naを含んだハムを食べるということは、体内で発がん性物質ができる可能性があるということなのです。

吊るしベーコン

ハム同様か、それ以上の問題を抱えている

ファミリーマート
コレクション（日本ハム）

「ハムよりベーコンのほうが好き」という人もいると思いますが、ベーコンもハムと同様な問題があります。すなわち、植物や乳などのたんぱく質によって嵩上げが図られ、また、発色剤の亜硝酸Naや、その他の添加物が使われているということです。

この製品の場合、「卵たん白」「大豆たん白」「乳たん白」と3種類のたんぱく質が使われています。これでは、ベーコン本来のうま味があるのか、疑問を感じざるを得ません。

また、亜硝酸Naが使われているため、ハムと同様な危険性があります。胃の中で発がん性のあるニトロソアミン類ができる可能性があるほか、製品自体にすでにニトロソアミン類ができている可能性もあります。というのも、市販の食肉製品からは、しばしばニトロソアミン類が検出されているからです（泉邦彦著『発がん物質事典』合同出版刊）。

さらに、ほかにも体に悪影響をおよぼすような添加物が使われています。リン酸塩（Na）は、ポリリン酸Naとピロリン酸Naの簡略名で、肉類の組織の結着力や伸展性を高めるために配合された添加物です。とりすぎるとカルシウムの吸収が悪くなって、骨がもろくなる心配があります。

また、ポリリン酸Naを3%含むえさをラットに24週間食べさせた実験では、腎臓結石ができました。ピロリン酸Naを1%含むえさをラットに16週間食べさせた実験では、腎障害（石灰化、変性、壊死）が見られました。

コチニール色素は、南米に生息するカイガラムシ科のエンジムシを乾燥させて、お湯または温めたエチルアルコールで抽出して得られた橙色《だいだい》または赤紫色の色素です。カルミン酸ともいい、そう表示されることもあります。コチニール色素を3%含むえさをラットに13週間食べさせた実験では、中性脂肪やコレステロールが増えました。

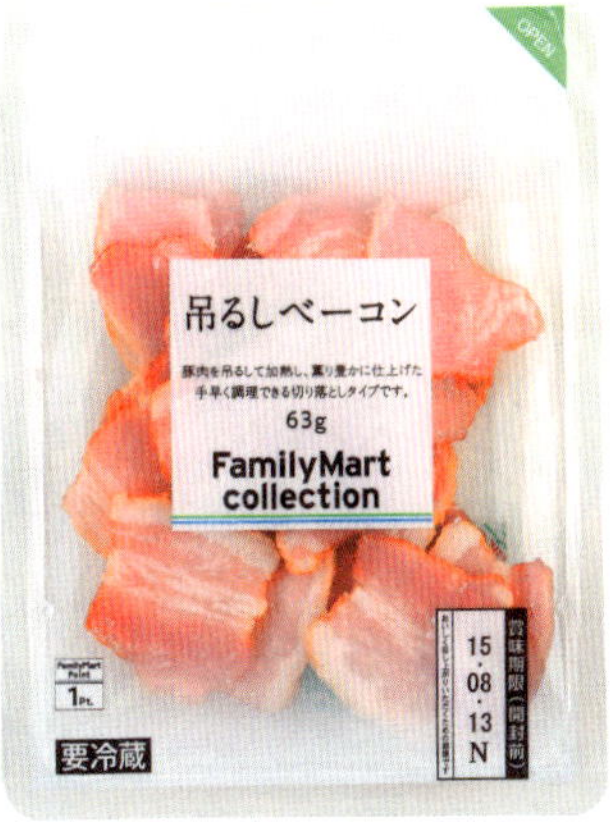

★食品原料　豚ばら肉、卵たん白、食塩、還元水あめ、砂糖、大豆たん白、豚コラーゲン、乳たん白

★添加物　調味料（アミノ酸等）、リン酸塩（Na）、増粘多糖類、酸化防止剤（ビタミンC）、発色剤（亜硝酸Na）、コチニール色素

★アレルギー表示　乳、卵

★栄養成分　（1パック63gあたり）エネルギー154kcal、たんぱく質11.1g、脂質11.3g、炭水化物2.1g、ナトリウム775mg（食塩相当量2.0g）

あらびきポークウインナー

「加工でん粉」は本当に安全なのか？

スタイルワン
（丸大食品）

一般にウインナーソーセージにも、大豆たんぱくや乳たんぱくなどが使われていますが、この製品にはそれらは使われていません。その点はいいのですが、添加物が多く、亜硝酸Naも使われているので、やはり買わないほうがよいでしょう。

添加物の加工でん粉は、でん粉に化学処理を施し、酸化でん粉や酢酸《さくさん》でん粉などに変えたもので、全部で11品目あります。以前は単に「でん粉」「澱粉」「デンプン」などと表示され、食品として扱われていました。しかし、本来は添加物として扱われるべきものであって、厚生労働省は、2008年10月、食品添加物として扱うことを都道府県に通知しました。そのため、添加物の「加工でん粉」「加工デンプン」などと表示されるようになったのです。

内閣府の食品安全委員会は、加工でん粉について、「添加物として適切に使用される場合、安全性に懸念がないと考えられる」といっています。でん粉をもとに作っているので、「安全性は高い」と判断しているようです。しかし、発がん性や生殖《せいしょく》毒性に関して試験データのない品目もあるので、安全性が十分に確認されているとはいいません。

くん液は、サトウキビ、竹材、トウモロコシまたは木材を燃焼させて、その際に発生したガス成分を捕集し、または乾留して得られたものです。スモークフレーバーともいい、主にハムやウインナーソーセージなどに使われています。**アメリカでも使用されていますが、日本で安全性についてはほとんど調べられておらず、安全なのか不明です。**これが添加された食品を食べると、スモークされたような食べものの味が口に残ります。

pH《ぺーハー》調整剤は、酸性度とアルカリ度を調整するほか、保存性を高める働きもあります。クエン酸やリン酸などの酸が多く、全部で30品目程度ありますが、毒性の強いものは見当たりません。ただし、どれが使われていても「pH調整剤」という一括名しか表示されないのです。

このほか、リン酸塩（Na）や保存料のソルビン酸なども使われています。

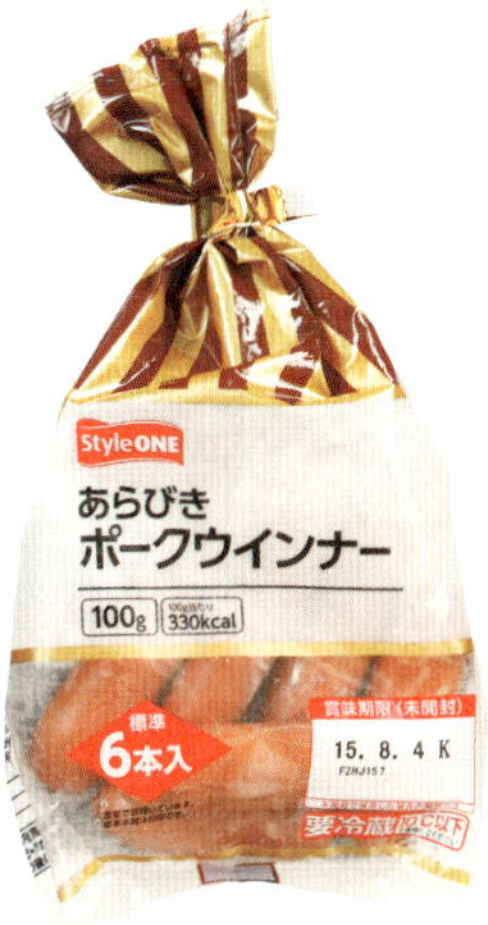

★食品原料　豚肉、豚脂肪、でん粉、食塩、砂糖、香辛料

★添加物　加工でん粉、調味料(アミノ酸)、リン酸塩(Na)、くん液、保存料(ソルビン酸)、酸化防止剤(ビタミンC)、pH調整剤、発色剤(亜硝酸Na)

★アレルギー表示　豚肉、牛肉

★栄養成分　(100gあたり)エネルギー330kcal、たんぱく質12.3g、脂質30.0g、炭水化物2.6g、ナトリウム780mg(食塩相当量2.0g)

丸善ホモソーセージ

諸外国では使用禁止のタール色素を使用

丸善

「子どものころ、魚肉ソーセージをよく食べていた」という年配の人は多いと思います。私もそうです。昔に比べて、危険性のある添加物の使用は減っていますが、安全性の疑わしい合成着色料を使った製品があるので、注意してください。

魚肉ソーセージの主な原料は、ほっけやたらなどです。魚肉は、豚肉や牛肉と違って黒ずみにくいため、ウインナーソーセージと違って、発色剤の亜硝酸Naは使われていません。

しかし、淡い赤色を出すために、タール色素の赤色１０６号が使われている製品があります。タール色素は、最初コールタールを原料に化学合成されたため、その名がついています。ところが、コールタールに発がん性のあることがわかったため、現在は石油製品を原料に化学合成されています。

現在、タール色素は、赤色１０２号、赤色１０６号、黄色5号など、全部で12品目が食品添加物として使用が認められています。ですが、いずれもアゾ結合やキサンテン結合など独特の化学構造をもっており、こうした化学物質は発がん性や催奇形性《さいきけいせい》（胎児《たいじ》に障害をもたらす毒性）の疑いがあるのです。

赤色１０６号の場合、動物実験では肝臓に吸収され、胆汁《たんじゅう》に濃縮されるので、それらの臓器への影響が心配されます。また、細菌を突然変異させたり、染色体を切断したりすることがわかっています。**これは人間の細胞の遺伝子に作用して、がん化させる可能性があるということです。**諸外国では、発がん性の疑いがあるため、使用がほとんど認められていません。

魚肉ソーセージは、色々な製品があって、赤色１０６号を使っていないものもあります。「どうしても食べたい」という人は、そちらを選んでください。なお、発色剤の亜硝酸Naが使われている製品もあるので、それも避けるようにしてください。

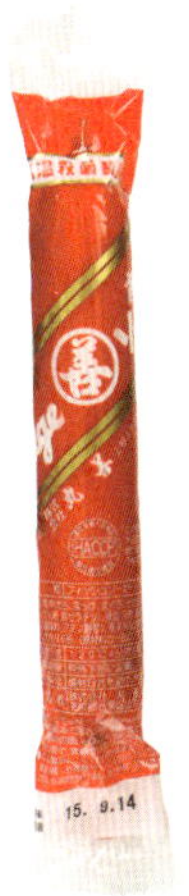

★食品原料　魚肉（たら、ほっけ、まぐろ、その他）、結着材料（植物性たん白、でん粉、豚ゼラチン）、豚脂、砂糖、食塩、エキス（魚介、野菜、酵母）

★添加物　調味料（アミノ酸等）、香辛料抽出物、スモークフレーバー、赤色106号

★アレルギー表示　原材料の一部に小麦、大豆を含む

★栄養成分　（1本85gあたり）エネルギー129kcal、たんぱく質9.0g、脂質5.6g、炭水化物10.7g、ナトリウム646mg（食塩相当量1.6g）

辛子明太子

胃がんのリスクを高める確かなデータ

セブンプレミアム
（東京水産商事）

明太子と胃がんの関係について、とても興味深いデータがあります。それは、国立がん研究センター「がん予防・検診研究センター」の津金昌一郎センター長らがおこなった疫学調査です。40～59歳の男性約2万人について、約10年間の追跡調査をおこなった結果、食塩摂取量の多い男性ほど胃がんの発生リスクが高く、とくに明太子やたらこ、いくらなどの塩蔵魚卵を頻繁に食べている人ほど、その傾向が強かったのです。

この調査では、塩蔵魚卵を「ほとんど食べない」「週に1～2回」「週3～4日」「ほとんど毎日」に分類し、それぞれのグループの胃がん発生率を調べました。その結果、「ほとんど食べない」人の胃がん発生率を1とすると、「週に1～2日」が1・58倍、「週3～4日」が2・18倍、「ほとんど毎日」は2・44倍にも達していました。つまり、塩蔵魚卵をたくさん食べている人ほど、胃がん発生率が高くなるという比例関係になっていたのです。

塩蔵魚卵が胃がんの発生率を高めているということは、ほぼ間違いないといえます。その理由について、津金センター長は「塩分濃度の高い食品は粘液を溶かしてしまい、胃粘膜が強力な酸である胃液によるダメージをもろに受けます。その結果、胃の炎症が進み、ダメージを受けた胃の細胞は分裂しながら再生します。そこに、食べものなどと一緒に入ってきた発がん物質が作用して、がん化しやすい環境を作るのではないかと推測されています」（津金昌一郎著『がんになる人 ならない人』講談社刊）と分析しています。

ここで指摘された「発がん物質」ですが、一つは、発色剤の亜硝酸Naが変化してできたニトロソアミン類と考えられます。そして、もう一つは、赤色106号や黄色5号などの合成着色料と考えられます。セブンプレミアムの「辛子明太子」には、合成着色料は使われていませんが、一般の明太子にはそれらが使われているからです。胃がんになりたくなかったら、明太子は食べないほうがよいでしょう。

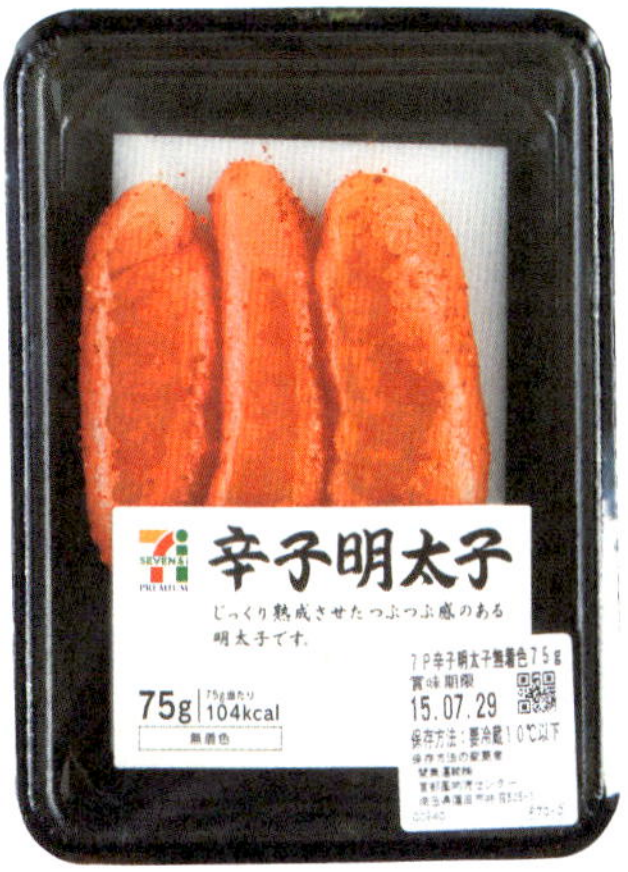

★食品原料　すけそうだらの卵（ロシア産）、発酵調味料、食塩、かつお風味調味料、唐辛子、昆布エキス

★添加物　調味料（アミノ酸等）、ソルビット、酸化防止剤（V.C）、発色剤（亜硝酸Na）、酵素

★栄養成分　（75gあたり）エネルギー104kcal、たんぱく質16.0g、脂質3.1g、炭水化物3.2g、ナトリウム1.6g（食塩相当量4.1g）

うまい棒 チーズ味

じつは合成甘味料が入っている

やおきん

１本が10円（税込）という超低価格なため、子どもにとても人気のある「うまい棒」。子どもだけでなく、大人も好きな人が少なくないようです。しかし、おすすめできません。なぜなら、合成甘味料のスクラロースが添加されているからです。なお、うまい棒は色々な種類がありますが、多くにスクラロースが添加されています。

スクラロースは、１９９９年に使用が認可された添加物で、砂糖の約６００倍の甘味があります。しかし、有機塩素化合物の一種なのです。これは有機物に塩素（Cl）が結合したもので、ほとんどが毒性物質といえます。たとえば、使用禁止になった農薬のＤＤＴやＢＨＣ、カネミ油症事件を起こしたＰＣＢ（ポリ塩化ビフェニル）、地下水汚染を起こしているトリクロロエチレンやテトラクロロエチレン、そして猛毒物質として知られるダイオキシンなど。

ちなみに、カネミ油症《ゆしょう》事件とは、１９６８年に西日本を中心に発生した食品公害で、カネミ倉庫という会社が製造した米ぬか油に、誤ってＰＣＢが混入していたため、それを食べた人たちが、激しい下痢や歩行障害、にきび状の吹き出物、全身倦怠感《けんたいかん》などに襲われ、死亡者も出た事件です。

もちろん、スクラロースが、ＰＣＢやダイオキシンなどと同じ毒性があるわけではありませんが（もしあったら大変なことです）、それでも、えさに５％の割合でスクラロースを混ぜて、ラットに４週間食べさせた実験では、脾臓《ひぞう》や胸腺《きょうせん》のリンパ組織に萎縮が認められました。これは、免疫力を低下させる可能性があるということです。**そもそも有機塩素化合物の一種である化学合成物質を食べものに添加すること自体が間違っているのです。**

私は、「うまい棒」を何度か口に含んで噛《か》んだことがありますが、舌がしびれるような感覚を覚え、それは長時間続きました。舌はいわばセンサーであり、体によくないものを見分ける器官です。それをしびれさせるものが、体によいはずがありません。

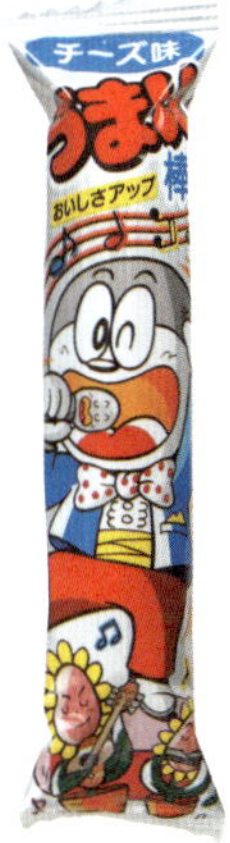

★食品原料　コーン（遺伝子組換えでない）、植物油脂、チーズパウダー、乳糖、クリーミングパウダー、乳製品、パン粉、砂糖、食塩、香辛料

★添加物　調味料（アミノ酸等）、香料、パプリカ色素、甘味料（スクラロース）、pH調整剤、乳化剤（大豆由来）、ターメリック色素

★アレルギー表示　原材料の一部に大豆を含む

★栄養成分　表示なし

キシリトールガム

噛むことは脳にいいが、それがガムでは逆効果

ロッテ

コンビニには、各種のガムがズラッと並べられていますが、最も代表的なのがこの製品です。ガムは、基本的にはガムベースに甘味料や香料を混ぜることで作られます。

ガムベースは、植物性樹脂《じゅし》、酢酸ビニル樹脂、エステルガムなど何種類かがありますが、酢酸ビニル樹脂には問題があります。酢酸ビニル樹脂は、酢酸ビニルをたくさん結合させて作られたものですが、酢酸ビニルは動物実験で発がん性のあることがわかっています。しかも、酢酸ビニル樹脂には、酢酸ビニルが残っている可能性があるのです。

そのため厚生労働省では、樹脂中に酢酸ビニルが５ｐｐｍ（ｐｐｍは１００万分の１をあらわす濃度の単位）以上残っていた場合、違反としています。ただし、酢酸ビニル樹脂が使われていても「ガムベース」という一括名しか表示されないので、消費者にはわかりません。

ガムは添加物の塊といえるもので、ガムベースのほかにも多くの添加物が使われていますが、とくに問題なのは、合成甘味料のアスパルテームです。

アスパルテームは、アミノ酸のＬ‐フェニルアラニンとアスパラギン酸、そして劇物のメチルアルコールを結合させて作ったもので、砂糖の１８０～２２０倍の甘味があります。ア

メリカでは１９８１年に使用が認められましたが、アスパルテームをとった人たちから、頭痛やめまい、不眠、視力・味覚障害などを起こしたという苦情が寄せられました。体内で分解して、劇物のメチルアルコールができたためと考えられています。

さらに、１９９０年代後半には、複数の研究者によって、アスパルテームが脳腫瘍《のうしゅよう》を起こす可能性があることが指摘されました。また、２００５年にイタリアでおこなわれた動物実験では、アスパルテームによって白血病やリンパ腫が発生することが認められ、人間が食品からとっている量に近い量でも異常が観察されました。

ですから、アスパルテームが添加された食品は買わないほうが無難です。

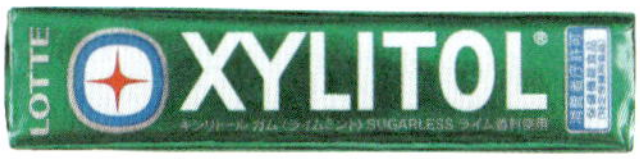

★**食品原料**　マルチトール

★**添加物**　甘味料（キシリトール、アスパルテーム・L-フェニルアラニン化合物）、ガムベース、香料、増粘剤（アラビアガム）、光沢剤、リン酸一水素カルシウム、フクロノリ抽出物、着色料（紅花黄、クチナシ）、ヘスペリジン

★**アレルギー表示**　原材料の一部にゼラチンを含む

★**栄養成分**　（1パック21gあたり）エネルギー42kcal、たんぱく質0g、糖質0g、炭水化物16.3g、ナトリウム0mg（食塩相当量0g）

クロレッツＸＰ

味が30分も長続きする不都合な秘密とは？

モンデリーズ・ジャパン

この製品は、味が30分も長続きするというのがウリです。これまでのガムは、ガムベースから短時間で甘味料や香料が染み出すため、味がすぐになくなってしまいました。ところが、このガムの場合、それらがマイクロカプセルに閉じ込められていて、噛んでいるとカプセルが徐々に壊れていって、甘味料や香料が染み出してきます。そのため、味が長持ちするのです。しかし、この製品にも多くの添加物が使われています。また、アスパルテームに加えて、合成甘味料のアセスルファムＫが使われているのです。

アセスルファムＫは、２０００年に使用が認可された添加物で、砂糖の約２００倍の甘味があります。しかし、自然界には存在しない化学合成物質で、イヌにアセスルファムＫを０・３％および３％含むえさを2年間食べさせた実験では、０・３％群でリンパ球の減少が、３％群ではＧＰＴ（肝臓障害の際に増える）の増加とリンパ球の減少が認められました。

つまり、肝臓に対するダメージと免疫力の低下が心配されるのです。また、妊娠したネズミを使った実験では、胎児に移行することがわかっています。

アセスルファムＫが単独で使われている製品は少ないのですが、以前に近くのスーパーで

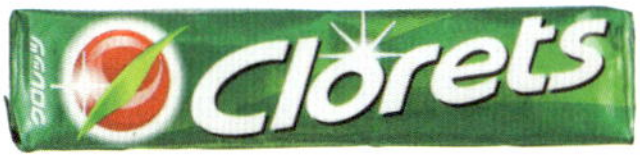

★食品原料　マルチトール、還元水飴、加工油脂、ウラジロガシ茶抽出物

★添加物　ガムベース、甘味料（キシリトール、アスパルテーム・L-フェニルアラニン化合物、アセスルファムK）、香料、アラビアガム、マンニトール、レシチン、植物ワックス、着色料（銅葉緑素）、香辛料抽出物、ペルオキシダーゼ

★アレルギー表示　原材料の一部に大豆、ゼラチンを含む

★栄養成分　（1製品あたり）エネルギー30.3kcal、たんぱく質0.16g、脂質0.1g、炭水化物13.4g、ナトリウム1.8mg（食塩相当量0.0046g）

アセスルファムKだけを含む清涼飲料を見つけて、それを試しに口に含んだことがあります。そのときは、苦いような、渋いような変な甘みを感じました。しかも、スクラロースと同様に舌にしびれを感じ、そのしびれ感は長時間続きました。

なお、キシリトールは、植物に含まれるキシロースを原料に化学合成されたものです。もともとイチゴやプラムなどに含まれる糖アルコールで、虫歯を防ぐ作用があります。どちらも安全性に問題はありません。

また、マルチトールは、麦芽糖《ばくがとう》（マルトース）に水素を結合させて作る糖アルコールで、食品に分類されています。砂糖の80％程度の甘味があり、虫歯を作らないとされています。

VC-3000のど飴

わざわざ危険な添加物を加えた「超蛇足製品」

ノーベル製菓

黄色いパッケージなので、コンビニではとても目立ちます。「ビタミンCがとれるのでなめている」という人も多いと思います。そのネーミング通り、1袋（90ｇ）にはビタミンCが3000㎎も含まれています。ちなみに、1粒には140㎎。ビタミンCの1日所要量（健康の維持・増進に必要な量）は100㎎なので、1粒なめれば十分ということになります。

しかし、おすすめできないのです。なぜなら、合成甘味料のアスパルテームが添加されているからです。これについては、［キシリトール ガム］の項で述べたように、人間に脳腫瘍を起こす可能性が指摘されており、また動物実験では、白血病やリンパ腫を起こすことも確認されています。

ちなみに、アスパルテームには必ず「Ｌ‐フェニルアラニン化合物」という言葉が添えられていますが、これには理由があります。フェニルケトン尿症《にょうしょう》（アミノ酸の一種のＬ‐フェニルアラニンをうまく代謝できない体質）の子どもがとると、脳に障害が起こる可能性があります。そのため、注意喚起《かんき》の意味で、この言葉が必ず併記されているのです。

なお、パラチノースとは、砂糖を酵素で反応させて作った糖で、ハチミツやサトウキビにも少量含まれます。砂糖に似た甘味を持ち、甘味度は砂糖の約半分。吸湿性《きゅうしつせい》が低いため、キャンディに使うとべたつきや吸湿による劣化が少ないのです。還元パラチノースは、パラチノースに水素を結合させて作った糖アルコールで、消化・吸収されにくいという特徴があります。そのため、血糖値が上がりにくいのです。安全性に問題はないと考えられます。

健康に必要なビタミンCをふんだんに使い、さらに還元パラチノースや還元水あめ（水あめに水素を結合させたもの）を使っているのに、なぜアスパルテームをあえて添加しているのか、理解に苦しみます。**アスパルテームを添加しなくても、甘さは十分だと思います。**もし足りなかったら、安全性に問題のない糖類を使えばよいはずです。

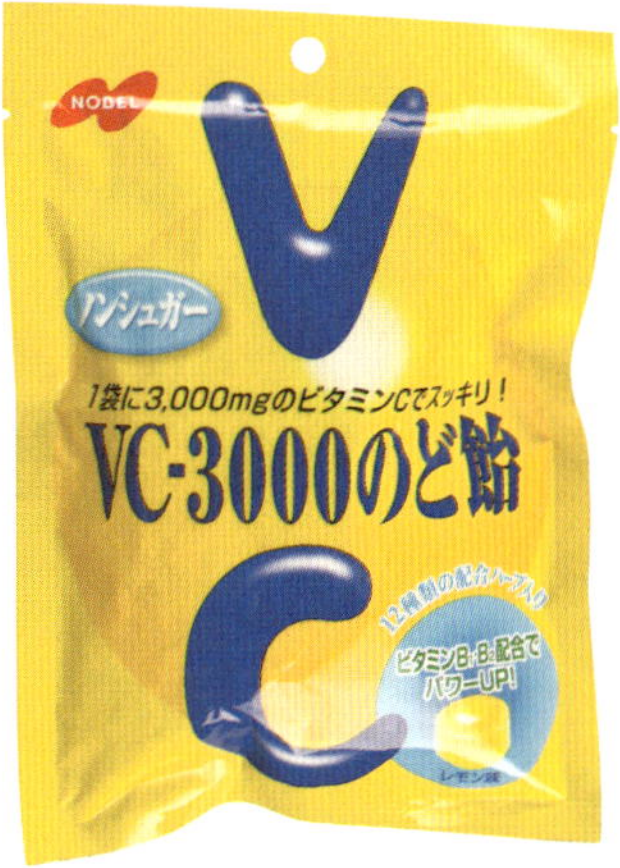

★食品原料　還元パラチノース、還元水飴、ハーブエキス、カリンエキス

★添加物　ビタミンC、香料、甘味料（アスパルテーム・L-フェニルアラニン化合物、ステビア）、ウコン色素、ビタミンB_2、ビタミンB_1

★栄養成分　（1粒3.8gあたり）エネルギー8.5kcal、たんぱく質0.01g、脂質0.01g、炭水化物3.72g、ナトリウム1.67mg（食塩相当量0.004g）

ブレスケアミント

つまり「なくてもいいよ」という製品

小林製薬

「あったらいいなをカタチにする」を標語としている小林製薬の製品です。しかし、その標語は、裏を返せば「なくてもいいよ」ということでもあり、この製品も、まさしくそんな製品なのです。

食品原料は、ヒマワリ油、ゼラチン、パセリ油と香料などです。それらがゼラチンカプセルに入っていて、胃の中でカプセルが溶けると、2種類の油と刺激性の強い香料が出てきて、ニンニクなどの臭いを打ち消すというわけです。

しかし、知り合いの50歳代の女性が、「『ブレスケア』を飲んだら気持ちが悪くなった」といっていました。油が多いので消化が悪く、香料とともに胃粘膜を刺激するので、人によってはそうした症状があらわれるのでしょう。

「ブレスケアミント」は透明なグリーンの粒ですが、その色はタール色素の緑色3号によるものです。これは発がん性の疑いがもたれています。緑色3号を2％含む水溶液1mlを週1回、94～99週間ラットに皮下注射した実験では、76％以上で注射部位にがんが発生したからです。

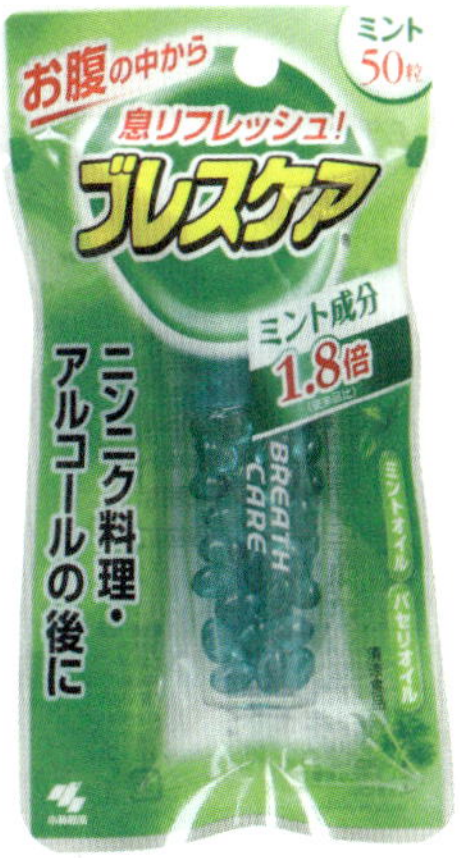

★食品原料　ヒマワリ油、ゼラチン、パセリ油

★添加物　香料、グリセリン、アスパラギン酸Na、酸化防止剤（ヤマモモ抽出物）、甘味料（ネオテーム）、食用緑色3号

★栄養成分　（50粒あたり）エネルギー49kcal、たんぱく質1.9g、脂質4.0g、炭水化物1.3g、ナトリウム0.92～37mg（食塩相当量0.002～0.094g）

甘味料のネオテームは、２００７年に使用が認可された添加物です。合成甘味料のアスパルテーム（発がん性の疑いが持たれている）を化学変化させて作ったもので、甘味が砂糖のなんと７０００～１万３０００倍もあります。ラットに１日に体重１kgあたり０・０５g投与した実験で、腎臓の腺腫《せんしゅ》（良性の腫瘍）が発生しました。

また、マウスに１日に体重１kgあたり４gの大量を投与した実験では、肝細胞の腺腫と肺がんの発生頻度が増加しました。**したがって、発がん性の疑いがあるといえます。**

なお、同製品の「ストロングミント」は緑色３号と黄色４号、「レモン」は黄色４号、「ピーチ」は赤色１０２号と赤色１０６号などのタール色素が使われています。いずれも発がん性が疑われているものです。

フリスク ペパーミント

そもそもお菓子なのか？

クラシエフーズ

✕

この製品には「清涼菓子」とありますが、これは正しい表示なのでしょうか？「菓子」というからには、原材料に小麦粉や砂糖、米などの食品原料が使われていなければならないはずです。

しかし、この製品には一切、食品原料は使われていないのです。すべて添加物なのです。これで、「菓子」と呼べるのか、はなはだ疑問です。

甘味料のソルビトールは、ソルビットともいいます。糖アルコールの一種で、もともとは果実や海藻などに含まれています。工業的にはぶどう糖やでん粉から作られています。その由来や動物実験の結果から、安全性は高いと考えられます。ただし、人間が1日に50ｇ以上摂取すると、下痢を起こすことがあります。

次の甘味料のアスパルテームは、これまで書いてきたように危険性の高い添加物です。ショ糖エステルは、正式にはショ糖脂肪酸エステルといいます。ショ糖（砂糖）と脂肪酸を結合させたものであり、安全性は高いといえます。ただし、とりすぎると下痢を起こすことがあります。

最後の微粒酸化ケイ素は、正式には微粒二酸化ケイ素です。じつは、これはガラスの主成分です。錠剤《じょうざい》の形に固めるのに必要なのだといいます。動物に経口《けいこう》投与した実験では、とくに毒性は認められていませんが、ガラスを食べさせられることに抵抗を感じる人も多いでしょう。胃粘膜を刺激することはないのか、心配になります。

「フリスク」には、ほかに「スペアミント」や「ライムミント」など、全部で8種類ありますが、成分はどれもほとんど同じです。

ちなみに、似たような製品に「ミンティア」（アサヒフードアンドヘルスケア）がありますが、原材料は「フリスク」とだいたい同じです。

★食品原料　なし

★添加物　甘味料（ソルビトール、アスパルテーム・L-フェニルアラニン化合物）、香料、ショ糖エステル、微粒酸化ケイ素

★栄養成分　（1箱50粒あたり）エネルギー21kcal、たんぱく質0g、脂質0g、炭水化物7g、ナトリウム0mg（食塩相当量0g）

男梅グミ

テレビＣＭはおもしろいが、製品自体はＮＧ

ノーベル製菓

大きな「梅干し」が滝に打たれるなどのユニークなテレビＣＭで知られる製品です。ＣＭはなかなかおもしろいのですが、製品は感心しません。添加物が12種類と多く、しかも、合成甘味料のアスパルテームが使われているからです。

グミの弾力性は、ゼラチンによるものです。ゼラチンは、たんぱく質の一種のコラーゲンを分解したもので、固まると弾力性が生じます。それを利用して、あめでもなく、ガムでもない、グミが作られているのです。

しかし、グミを製品化するためには、様々な添加物が必要なようで、この製品も前述のように12種類もの添加物が使われています。グリセリンは、脂肪を構成する成分です。脂肪酸がグリセリンにいくつか結合することで、脂肪ができます。グリセリンは、もともと脂肪に含まれる成分なので、安全性に問題はありません。

このほか、甘味料のステビアは、南米原産のキク科・ステビアの葉から抽出した甘味成分です。昔からステビアの葉は、不妊・避妊作用があるといわれていて、それを裏づける動物実験もあります。一方で、それを否定する動物実験の結果もあり、どちらが本当なのか、よくわからない面があります。

ただし、ＥＵ（欧州連合）委員会では１９９９年、ステビアが体内で代謝してできる物質（ステビオール）が、動物のオスの精巣に悪影響があり、繁殖《はんしょく》毒性が認められたとの理由で、使用を認めないことを決めました。その後、安全性について再検討がおこなわれ、同委員会は２０１１年12月から、体重１kgあたり４mg以下の摂取に抑えるという条件つきで使用を認めたのです。

それにしても、どうしてメーカーは、こうも安易にアスパルテームを使うのでしょうか？

低カロリーにすれば、何でも売れると思っているのでしょうか？

メーカー側がそういう考えなら、消費者側は自己防衛のため、アスパルテーム入りの製品を買わないようにせざるを得ないでしょう。

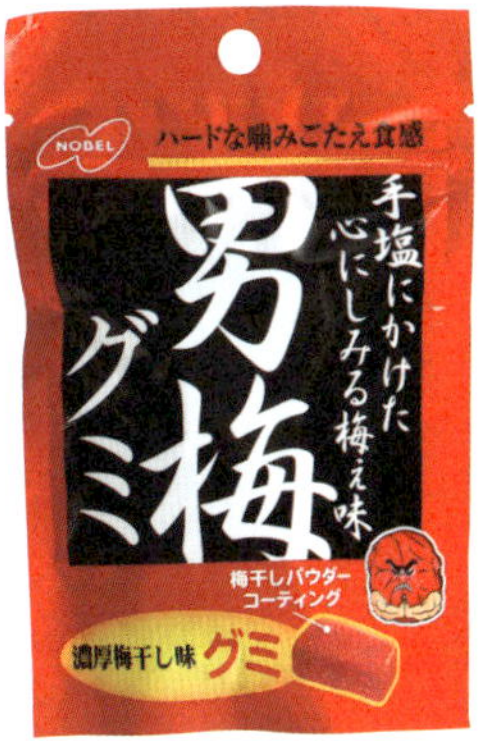

★食品原料 砂糖、水飴、ゼラチン、食塩、梅干しパウダー、デキストリン、乳清タンパク、植物油脂、梅酢、梅肉、赤しそ、たん白加水分解物

★添加物 加工でん粉、酸味料、グリセリン、塩化カリウム、調味料（アミノ酸等）、乳化剤、香辛料抽出物、着色料（紅麹、野菜色素）、甘味料（ステビア、アスパルテーム・L－フェニルアラニン化合物）、光沢剤

★アレルギー表示 原材料の一部に乳成分、大豆を含む

★栄養成分 （1袋38gあたり）エネルギー121kcal、たんぱく質6.04g、脂質0.74g、炭水化物22.66g、ナトリウム864mg（食塩相当量2.19g）

ガリガリ君 スイカ

赤城乳業

せめて「ソーダ」を選ぼう

「ガリガリ君」は、地方のメーカーである赤城乳業が大ヒットさせた商品で、いわゆるアイスキャンデー（氷菓）の一種です。色々な種類がありますが、この製品はおすすめできません。合成甘味料スクラロースと、アセスルファムKが使われているからです。さらに、天然甘味料のステビアのほか、数種類の添加物が使われています。

着色料の紅花黄は、ベニバナの花から抽出された黄色い色素です。ラットに対して、体重1kgあたり5・0gを強制的に経口投与した実験では、一般状態や解剖でも異常は認められませんでした。

ただし、突然変異性試験では陽性でした。細菌の遺伝子に作用して、突然変異を起こすということです。遺伝子の突然変異と細胞のがん化とには密接な関係があります。

アントシアニンは、ムラサキイモやムラサキトウモロコシなど、食用として利用されているものから抽出された紫色の色素です。その由来から、安全性に問題はないと考えられます。安定剤のペクチンも、リンゴやサトウダイコンなどから抽出された粘性のある多糖類で、安全性は高いと考えられます。

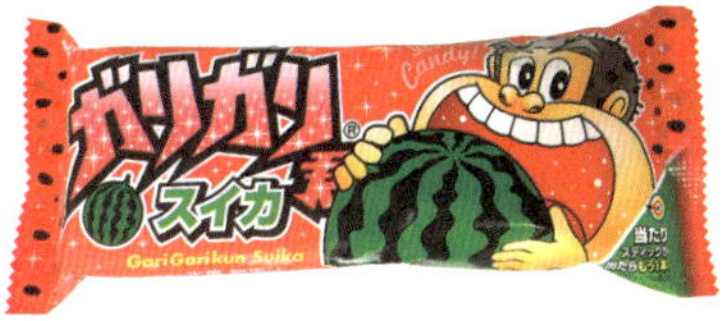

★食品原料　異性化液糖、砂糖、りんご果汁、水飴、食塩

★添加物　香料、安定剤（ペクチン）、酸味料、着色料（アントシアニン、紅花黄）、甘味料（スクラロース、アセスルファムK、ステビア）

★栄養成分　（1本110mlあたり）エネルギー63kcal、たんぱく質0g、脂質0g、炭水化物16.7g、ナトリウム9mg（食塩相当量0.0229g）

ちなみに、最もポピュラーな「ガリガリ君 ソーダ」の原材料は、「異性化液糖、砂糖、りんご果汁、ぶどう糖、ライム果汁、水飴、リキュール、食塩、香料、安定剤（ペクチン）、着色料（スピルリナ青、クチナシ、紅花黄）、酸味料」で、スクラロースやアセスルファムKなどの合成甘味料は使われていません。

スピルリナ青は、ユレモ科スピルリナの全藻より抽出して得られたものです。スピルリナ青を1％含むえさをラットに12ヵ月間食べさせた実験では、毒性は認められませんでした。

「どうしても「ガリガリ君」を食べたい」という人は、こちらを選んだほうがよいでしょう。

ビーフジャーキー

毒殺事件の凶器に使われたニトロソアミン類

スタイルワン
（伊藤ハムデイリー）

お酒のつまみに恰好なビーフジャーキーですが、おすすめできません。なぜなら、ハムやベーコンと同様に、発色剤の亜硝酸Naが添加されているからです。やはり色が黒ずんで、まずそうに見えてしまうのを防ぐためです。

前述のように亜硝酸Naは毒性が強く、また肉などに含まれるアミンという物質と結合して、ニトロソアミン類という発がん性物質に変化することがわかっています。この物質の発がん性はかなり強いのです。

ドイツで、こんな事件がありました。ある大学の化学を専攻する教授が「妻を殺そう！」と、犯罪計画を立てました。その計画とは、奥さんの好物であるジャムにニトロソアミン類をひそかに混ぜるというもので、実際におこなわれたのです。そして、**奥さんは、なんと肝臓がんになって、亡くなってしまった**のです（向井登著『ガン体質の人でも心配無用』東洋経済新報社刊）。

この「完全犯罪」は成功するかに見えたのですが、警察がジャムに混ぜられていたニトロソアミン類を発見し、教授は御用となりました。この事件が示すように、ニトロソアミン類は、人間にがんを引き起こすようなのです。

なお、一般にビーフジャーキーには亜硝酸Naが添加されています。たとえば、ファミリーマートコレクションの「ちぎってビーフジャーキー」（なとり）の原材料は、「牛肉、糖類（ぶどう糖、砂糖）、しょうゆ、食塩、粉末水飴、みりん、香辛料、ビーフエキス、酵母エキス、トレハロース、増粘多糖類、調味料（アミノ酸等）、酸化防止剤（ビタミンC）、スパイス、発色剤（亜硝酸Na）、カラメル色素、（原材料の一部に小麦、豚肉を含む）」であり、やはり亜硝酸Naが使われています。

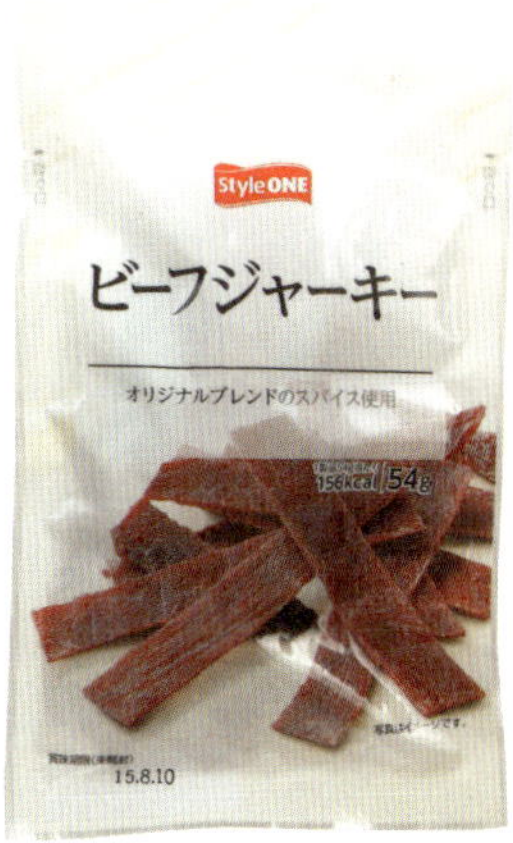

★食品原料　牛肉、糖類（砂糖、ぶどう糖）、みりん、食塩、香辛料

★添加物　調味料（アミノ酸等）、増粘多糖類、酸化防止剤（ビタミンC）、リン酸塩（Na）、発色剤（亜硝酸Na）

★アレルギー表示　牛肉

★栄養成分　（1製品54gあたり）エネルギー156kcal、たんぱく質25.8g、脂質2.9g、炭水化物6.7g、ナトリウム1.3g（食塩相当量3.3g）

コカ・コーラ ゼロ

「原材料オール添加物」の最悪な飲みもの

コカ・コーラ カスタマーマーケティング

ボトルには、「0kcal」と大きく表示され、また「たんぱく質・脂質・炭水化物0g」「糖類0g」と書かれています。つまり、ノンカロリーで、脂肪や炭水化物、糖類を含んでいないということです。これを見て、「普通のコーラより太らないからいいだろう」と思って飲んでいる人もいるのでしょうが、裏を返せば、何も栄養がないということです。

しかも、糖類の代わりに、危険性の高い合成甘味料が3品目も添加され、カラメル色素もたっぷり使われています。まさしく最悪の飲みものです。

原材料を見てわかるとおり、すべてが添加物です。つまり、水に添加物を溶かしただけの飲みものなのです。独特の茶色い色を出しているカラメル色素は、カラメルI〜Ⅳまでありますが、カラメルⅢとⅣには、発がん性のある4-メチルイミダゾールが含まれています。

また、合成甘味料のアスパルテーム、アセスルファムK、スクラロースは、これまで述べたようにいずれも危険性の高いものです。つまり、この製品を飲むということは、体によくないものばかりを摂取するということなのです。

ちなみに、通常の「コカ・コーラ」の原材料は、「糖類（果糖ぶどう糖液糖、砂糖）、カラメル色素、酸味料、香料、カフェイン」です。**カラメル色素と正体不明の香料が使われ、神経を刺激するカフェインも入っていますが、合成甘味料が使われていない分だけ、こちらのほうがマシかもしれません。**

一方「コカ・コーラ ゼロ」と同様な製品の「ペプシネックス ゼロ」(サントリーフーズ)の原材料は、「酸味料、カラメル色素、香料、甘味料(アスパルテーム・L-フェニルアラニン化合物、アセスルファムカリウム、ステビア、スクラロース)、カフェイン」です。やはりすべて添加物で、カラメル色素、アスパルテーム、アセスルファムK、スクラロースが使われています。つまり、危険性は「コカ・コーラ ゼロ」とほとんど変わりがないのです。

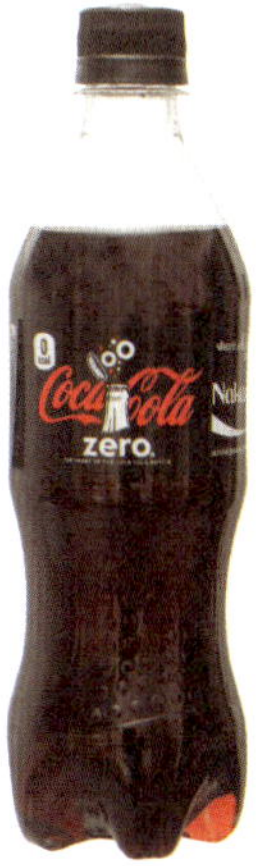

★食品原料　なし

★添加物　カラメル色素、酸味料、甘味料(アスパルテーム・L-フェニルアラニン化合物、アセスルファムK、スクラロース)、香料、カフェイン

★栄養成分　(100ml あたり)エネルギー0kcal、たんぱく質0g、脂質0g、炭水化物0g、ナトリウム7mg(食塩相当量0.018g)

キリン メッツコーラ

むしろ通常のコーラより体に悪い⁉

キリンビバレッジ

「脂肪の吸収を抑え、排出を増加させる」トクホ（特定保健用食品）のコーラということで、通常のコーラよりも「健康によいだろう」と思い、飲んでいる人もいると思います。しかし、3種類の合成甘味料を含んでいるため、むしろ通常のコーラよりも体に悪いといえます。

この製品には、難消化性《なんしょうかせい》デキストリンという食物繊維《しょくもつせんい》が含まれていて、それが脂肪の吸収を抑えるといいます。ちなみに、デキストリンはぶどう糖がいくつも結合したもので、その中でも消化されにくいものが、難消化性デキストリンです。

キリンビバレッジでは、中性脂肪がやや高めの90人をA群とB群に分けて、全員に総脂質量41・2gの食事をとってもらい、A群には「メッツコーラ」と同等の難消化性デキストリンが入った飲料を、B群にはそれが入っていない飲料を飲んでもらい、さらに1週間後には、逆にA群に難消化性デキストリンなしの飲料を、B群にそれが入った飲料を飲んでもらいました。

被験者は飲食後の2、3、4、6時間後に採血され、血液中の中性脂肪が測定されました。なお、これらの試験は、どちらの飲料を飲んでいるのか、被験者も測定する医師もわからな

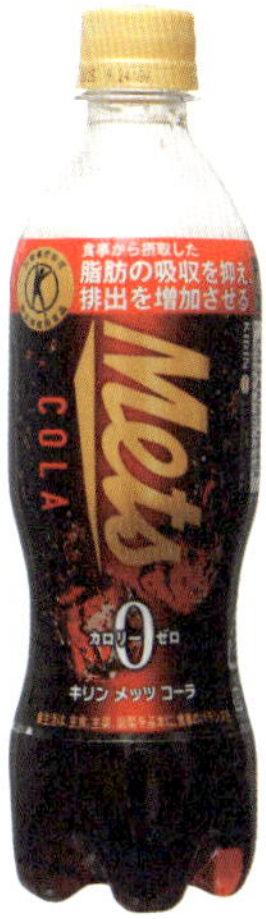

★食品原料　難消化性デキストリン（食物繊維）

★添加物　カラメル色素、香料、酸味料、甘味料（アスパルテーム・L-フェニルアラニン化合物、アセスルファムK、スクラロース）、グルコン酸Ca、カフェイン

★栄養成分　（1本480ml）エネルギー0kcal、たんぱく質0g、脂質0g、炭水化物0g、ナトリウム0mg（食塩相当量0g）

い二重盲検法《にじゅうもうけんほう》によっておこなわれました。その結果、難消化性デキストリンを含む飲料を飲んだ群のほうが、中性脂肪値の上昇が穏やかになることがわかりました。そこで、これらのデータが消費者庁に提出され、トクホとして許可されたのです。

しかし、「キリン メッツコーラ」にはいくつもの問題があります。**まず、カラメル色素が添加されていることです。さらに、合成甘味料のアスパルテーム、アセスルファムK、スクラロースが使われています。**したがって「コカ・コーラ ゼロ」や「ペプシネックス」と同様な危険性があるのです。

アクエリアス

ライバル製品に劣る決定的な理由とは？

コカ・コーラカスタマーマーケティング

［ポカリスエット］（大塚製薬）と並ぶ代表的なスポーツドリンクです。しかし、［ポカリスエット］とは決定的な違いがあります。**ポカリには合成甘味料は使われていませんが、この製品にはスクラロースが添加されているのです。**何度も説明しているように、有機塩素化合物の一種であり、危険性の高いものです。

この製品は、ポカリ同様にナトリウムやマグネシウムなどが水に溶けているので、スムーズに水分やミネラルを補給できるといいます。また、クエン酸やアミノ酸を加えています。クエン酸は、もともとレモンやみかんなどに含まれる成分なので、安全性の点では心配ありません。クエン酸Naは、クエン酸にナトリウム（Na）を結合させたもので、これも問題ありません。このほか、アルギニン、塩化K、乳酸Ca（カルシウム）、イソロイシン、バリン、ロイシンなどは栄養強化剤なので、とくに問題はありません。

問題なのは、香料と合成甘味料のスクラロースです。香料は、合成が約150品目、天然が約600品目もあって、それらを数品目、あるいは数十品目も組み合わせて独特のにおいが作られていますが、その製法は企業秘密になっています。合成香料の中には毒性の強いものがあり、サリチル酸メチルは、2％含むえさをラットに食べさせた実験で、49週までにすべてが死亡しました。

また、ベンズアルデヒドは、マウスに1日に体重1kgあたり0・2〜0・6gを週5日2年間投与した実験で、前胃の腫瘍発生率を増加させました。このほかフェノール類、イソチオシアン酸アリル、エーテル類なども毒性があります。

天然香料も、安全性の疑わしいものがあります。たとえば、「コカ（COCA）」。麻薬の原料となる植物のコカです。このほか、聞きなれないものがたくさんあります。しかし、「香料」としか表示されないため、どれが使われているのかわかりません。

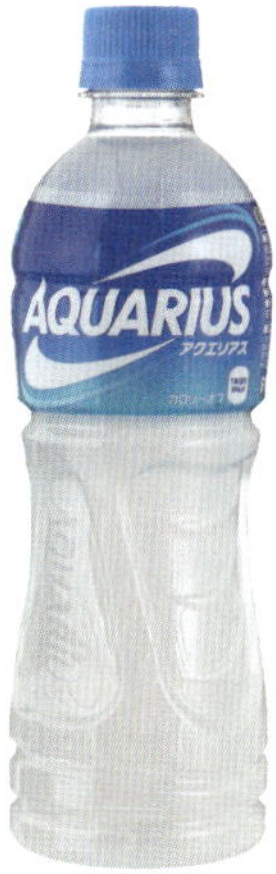

★食品原料　果糖ぶどう糖液糖、塩化Na

★添加物　クエン酸、香料、クエン酸Na、アルギニン、塩化K、硫酸Mg、乳酸Ca、酸化防止剤（ビタミンC）、甘味料（スクラロース）、イソロイシン、バリン、ロイシン

★栄養成分　（100mlあたり）エネルギー19kcal、たんぱく質0g、脂質0g、炭水化物4.7g、ナトリウム40mg（食塩相当量0.1g）

マウントレーニア カフェラッテ ノンシュガー

ノンシュガー製品は怪しむしかないのか

森永乳業

「口当たりがまろやかなので好き」という人が多い「マウントレーニア カフェラッテ」。いろんな種類がありますが、この製品はおすすめできません。「ノンシュガー」ということで、糖類は使われていませんが、その代わりにアセスルファムKとスクラロースが使われているからです。

添加物の乳化剤は、水と油など混じりにくい液体を混じりやすくするためのものです。合成添加物の乳化剤は、グリセリン脂肪酸エステル、ショ糖脂肪酸エステル、ソルビタン脂肪酸エステル、ステアロイル乳酸Ca、ステアロイル乳酸Na、オクテニルコハク酸デンプンNa、プロピレングリコール脂肪酸エステル、ポリソルベート20、ポリソルベート60、ポリソルベート65、ポリソルベート80があります。前の5品目はもともと食品に含まれているか、またはそれに近い成分なので、安全性にほとんど問題はありません。

しかし、オクテニルコハク酸デンプンNaは、安全性が十分に確認されていません。

さらに残りの5品目については、安全性に問題があります。とくにポリソルベート60とポリソルベート80については、動物実験の結果から発がん性が疑われています。ただし、「乳化剤」という一括名しか表示されないので、どれが使われているのかわかりません。

なお、マルトオリゴ糖とは、聞きなれない糖ですね。ぶとう糖が2～10個結合したもので、でん粉から作られています。甘味は砂糖の約30％で、オリゴ糖ですが、消化・吸収されます。でん粉やたんぱく質の変性を防ぐ働きがあります。

「マウントレーニア カフェラッテ」を飲みたいという人は、合成甘味料を含まない、添加物のなるべく少ない製品を選ぶようにしてください。

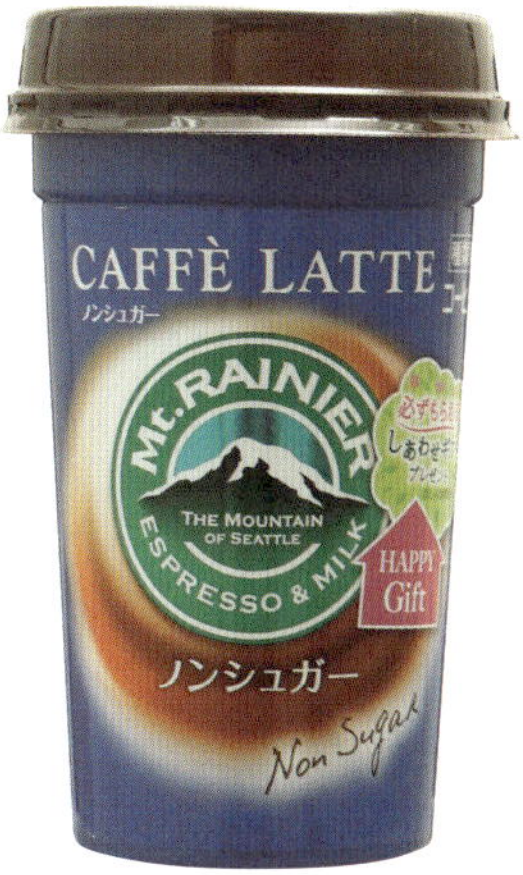

★食品原料　コーヒー、マルトオリゴ糖、乳製品、乳たんぱく質、食塩

★添加物　香料、乳化剤、甘味料（アセスルファムK、スクラロース）

★栄養成分　（100ml あたり）エネルギー33kcal、たんぱく質1.2g、脂質1.4g、炭水化物3.9g、ナトリウム38mg（食塩相当量0.097g）

ワンダ 金の微糖

なぜ「微糖」か考えてみよう

アサヒ飲料

「微糖」というのは、糖分が少ないという意味ですが、糖分の代わりに合成甘味料のアセスルファムKとスクラロースが使われています。最近、肥満気味の中年男性が多いため、その人たちをターゲットにした微糖コーヒーですが、糖分よりも危険性の高い合成甘味料が使われていることを忘れないでください。

添加物のカゼインNaは、牛乳に含まれるたんぱく質の一種のカゼインにナトリウム（Na）を結合させたものです。ですから、毒性は弱いはずなのですが、動物に体重1kgあたり5日間連続で0・4〜0・5gを口からあたえると、中毒を起こし、その半数が死亡しました。ナトリウムが毒性を強めているようです。ただし、その由来から、添加物として微量使われている分には、それほど問題はないと考えられます。

酸化防止剤のビタミンCは、もともとは果物や野菜などに含まれる栄養成分で、化学名は、L‐アスコルビン酸といいます。化学構造がわかっていて、人工的に合成されています。急性毒性はきわめて弱く、慢性毒性も認められていません。

ただし、人間が1日に6gという大量を摂取すると、気分が悪くなったり、下痢をしたり

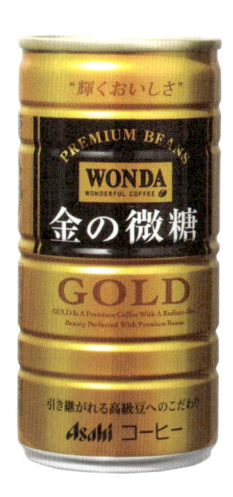

★食品原料　牛乳、コーヒー、砂糖、全粉乳、デキストリン

★添加物　カゼインNa、乳化剤、香料、酸化防止剤(ビタミンC)、甘味料(アセスルファムK、スクラロース)

★栄養成分　(100gあたり)エネルギー19kcal、たんぱく質0.4〜0.8g、脂質0.3〜0.6g、炭水化物2.9g、ナトリウム40mg(食塩相当量0.1g)

します。また、ビタミンCは、栄養強化剤としても使われます。

デキストリンは、ぶどう糖がいくつも結合した状態のものです。食品の粘度の調整などの目的で使われています。工業的には、でん粉を酵素によって分解することで製造されています。その由来から、食品として扱われており、安全性に問題はありません。

一般に微糖コーヒーには、合成甘味料が使われています。たとえば「ファイア挽きたて微糖」(キリンビバレッジ)の原材料は、「牛乳、コーヒー、砂糖、全粉乳、脱脂粉乳、デキストリン、乳化剤、カゼインNa、甘味料(アセスルファムK、スクラロース)」であり、アセスルファムKとスクラロースが添加されています。

ウコンの力

肝機能を高める確証はなく、むしろ逆効果か

ハウスウェルネスフーズ

いつのころからか、俗に「ウコンは肝臓にいい」といわれるようになりました。そんな風潮に乗って売り出されたのがこの製品です。二日酔いに効果があることを暗示したテレビCMによって、売り上げを伸ばしています。

ボトルには、「ビサクロン400μg含有／秋ウコンエキス／クルクミン30mg」と大きく書かれ、秋ウコンやクルクミンが入っていることを強調し、婉曲的《えんきょくてき》に肝臓にいい飲みものであることをうたっています。また、「『ビサクロン』とは、秋ウコン由来の有用成分です」とも書かれています。

しかし、秋ウコンもクルクミンも、肝臓にいいという確たる証拠はないのです。健康食品を検証している国立健康・栄養研究所の『健康食品』の安全性・有効性情報」によると、秋ウコンについて、「俗に、『肝臓の機能を高める』といわれ、消化不良に対しては一部にヒトでの有効性が示唆《しさ》されているが、信頼できるデータは十分ではない」とのこと。

また、クルクミンについては、「俗に、『抗酸化作用がある』『肝臓によい』『発がんを抑制する』などといわれているが、ヒトでの有効性・安全性については信頼できるデータが見当

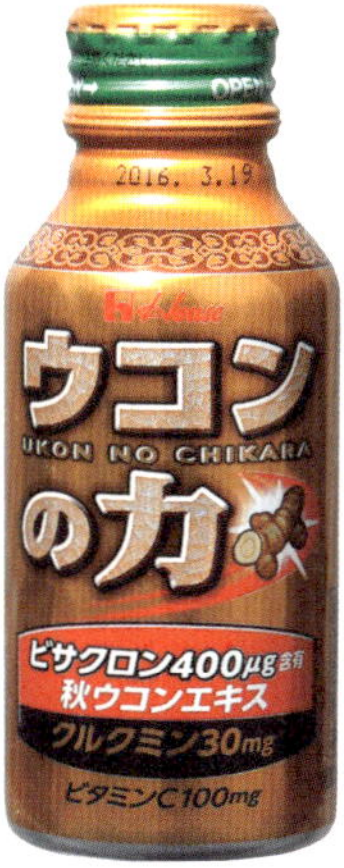

★食品原料　果糖ぶどう糖液糖、秋ウコンエキス、食塩

★添加物　酸味料、ビタミンC、増粘多糖類、イノシトール、ウコン色素、香料、ナイアシン、甘味料（スクラロース、アセスルファムK、ソーマチン）、環状オリゴ糖、ビタミンE、乳化剤、ビタミンB_6、酸化防止剤（カテキン）

★栄養成分　（1本100ml あたり）エネルギー23kcal、たんぱく質0g、脂質0g、炭水化物5.8g、ナトリウム40mg（食塩相当量0.1g）

たらない」とのことです。

つまり、秋ウコンもクルクミンも、肝臓の機能を高めるという明らかなデータはないということなのです。

一方で、この製品には、合成甘味料のスクラロースとアセスルファムKが添加されています。アセスルファムKについては、イヌを使った実験で、肝臓にダメージをあたえることを示唆した結果が得られています。これでは、かえって逆効果です。また、かなり刺激性の強い香料が使われているので、人によっては、気分が悪くなる心配があります。

明治プロビオヨーグルトR-1ドリンクタイプ低糖・低カロリー

効果のほどは不明で、しかも合成甘味料入り

明治

コンビニの飲料売り場では、この赤いボトルがひときわ目を引きます。「免疫力が高まるらしい」という噂がネットなどでも流れ、それを信じて買っている人も少なくないようです。ボトルには、「1073R‐1乳酸菌」とあり、さらに「強さひきだす乳酸菌」と表示されています。「1073R‐1」とは、乳酸菌の識別番号であり、末尾の「R‐1」が製品名となっているのです。

ところで、「強さひきだす乳酸菌」とは、どういうことでしょうか？

明治によると、R‐1乳酸菌は、特定の多糖体を作り出し、それが免疫力を高めて、風邪やインフルエンザの感染を防ぐのだといいます。そこで、免疫力を高めるという意味で「強さひきだす」とうたっているのです。

医薬品ではないので、「免疫力を高める」などの表現を使うと、医薬品医療機器等法（旧薬事法）に違反することになるため、こんな婉曲的な表現をしているのです。

しかし、この製品を飲んで、本当に風邪やインフルエンザにかかりにくくなるかどうかはわからないでしょう。また、この製品には、合成甘味料のアスパルテームが使われていると

いう問題があります。

アスパルテームについては、1990年代後半、アメリカで複数の研究者により、脳腫瘍を起こす可能性があることが指摘されました。また、2005年にイタリアでおこなわれた動物実験では、アスパルテームによって白血病やリンパ腫が発生することが認められ、人間が食品からとっている量に近い量でも異常が観察されました。

なお、通常タイプの「明治プロビオヨーグルトR-1ドリンクタイプ」の原材料は、「乳製品、ぶどう糖果糖液糖、砂糖、安定剤（ペクチン）、香料、甘味料（ステビア）、酸味料」で、アスパルテームは使われていません。

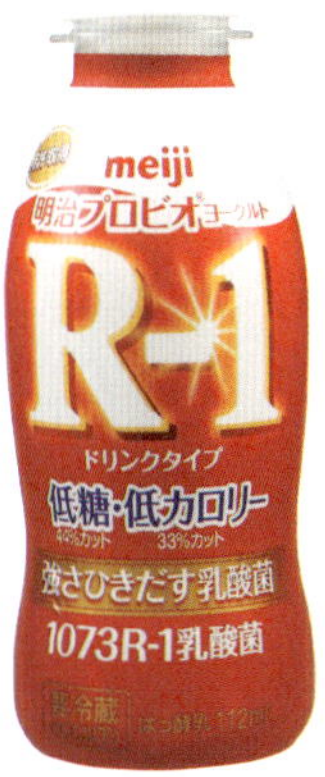

★食品原料　乳製品、ぶどう糖果糖液糖、砂糖

★添加物　安定剤（ペクチン）、香料、甘味料（アスパルテーム・L-フェニルアラニン化合物、ステビア）、酸味料

★アレルギー表示　乳

★栄養成分　（1本112mlあたり）エネルギー50kcal、たんぱく質3.4g、脂質0.6g、炭水化物7.8g、ナトリウム46mg（食塩相当量0.12g）

クラッシュタイプの蒟蒻畑 ももも味

下痢を起こし得るNGトクホ

マンナンライフ

パッケージには、「おなかの調子を整える」と大きく書かれ、「消費者庁許可／特定保健用食品」とあります。なんとトクホなのです。裏側には、「難消化性デキストリンが含まれているのでおなかの調子を整えます」という許可表示があります。

難消化性デキストリンとは、でん粉を加熱し酵素で処理して得られるもので、ぶどう糖がつながった構造をしています。消化酵素で分解されない食物繊維の一種であり、便を柔らかくして便通をよくする働きがあります。

しかし、「摂《と》り過ぎあるいは体質・体調によりおなかがゆるくなることがあります」という注意表示があります。難消化性デキストリンは、消化されにくいため、人によっては下痢を起こすことがあるからです。また、エリスリトールという甘味料も、多くとると下痢を起こすことがあります。これは、ぶどう糖を酵母で発酵させて製造される糖アルコールで、甘味度が砂糖の70〜80％ありますが、ほとんど消化されないからです。

添加物のゲル化剤は、中身をゼリー状にするもので、増粘多糖類が使われています。増粘多糖類は、樹皮や海藻などから抽出した粘性のある多糖類で、30品目ほどあり、安全性の疑わしいものがいくつかあります（詳しくは126ページ参照）。しかも、1品目を使った場合は具体名を表示することになっていますが、2品目以上の場合「増粘多糖類」という表示でよいので、何が使われているのかわかりません。このほか、合成甘味料のスクラロースが添加されています。

なお、似たような製品に「ミニッツメイド 朝リンゴ」（コカ・コーラカスタマーマーケティング）がありますが、これの原材料は、「砂糖、食物繊維、りんご果汁、脱脂粉乳、発酵乳、寒天、乳酸Ca、増粘多糖類（大豆由来）、香料、酸味料、酸化防止剤（V・C）、甘味料（スクラロース）」であり、やはりスクラロースが添加されています。

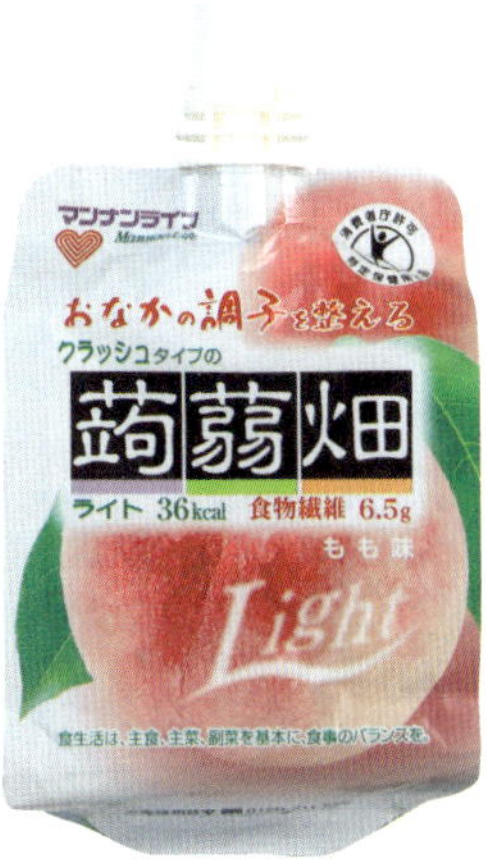

★食品原料　果糖ぶどう糖液糖、難消化性デキストリン、エリスリトール、もも果汁、洋酒、果糖、こんにゃく粉

★添加物　ゲル化剤（増粘多糖類）、酸味料、乳酸Ca、香料、甘味料（スクラロース）

★栄養成分　（1袋150gあたり）エネルギー36kcal、たんぱく質0g、脂質0g、糖質12.2g、ナトリウム48mg（食塩相当量0.12g）

カフェオレ

消費者は糖分よりも添加物を避けるべき

ファミリーマートコレクション（片岡物産）

カフェオレはまろやかな口当たりのため、一般に女性に人気がありますが、糖分が多いため「カロリーが高い」ということで、敬遠されがちでもあります。そんな女性に買ってもらおうということで、カロリーを抑えたのが、この製品です。1杯（10・0g）あたり48kcalです。

しかし、糖分を減らすと甘味が弱くなって、カフェオレ独特の味が損なわれてしまいます。そこで、糖分の代わりに使われているのが、合成甘味料のアセスルファムKとスクラロースなのです。それらについて、もう一度整理してみましょう。

アセスルファムKは、自然界に存在しない化学合成物質で、砂糖の約200倍の甘味があります。しかし、イヌにアセスルファムKを0・3％および3％含むえさを2年間食べさせた実験では、0・3％群でリンパ球の減少が、3％群ではGPTの増加とリンパ球の減少が認められました。つまり、肝臓や免疫に対する悪影響が心配されるのです。また、妊娠したネズミを使った実験では、胎児に移行することがわかっています。

一方、スクラロースは、ショ糖（スクロース）の三つの水酸基《すいさんき》（-OH）を塩素（Cl）に置き換えたもので、悪名高い有機塩素化合物の一種です。妊娠したウサギに体重1kgあたり0・7gのスクラロースを強制的に食べさせた実験では、下痢を起こして、それにともなう体重減少が見られ、死亡や流産が一部で見られています。

また、5%を含むえさをラットに食べさせた実験では、胸腺や脾臓のリンパ組織の萎縮が認められました。さらに、脳にまで入り込むことがわかっているのです。

今は砂糖を嫌う人が増えているせいか、やたらと低カロリーの合成甘味料が、多くの飲料やその他の食品にも使われています。しかし、それらには危険性が潜んでいるのです。そのことを忘れないでください。

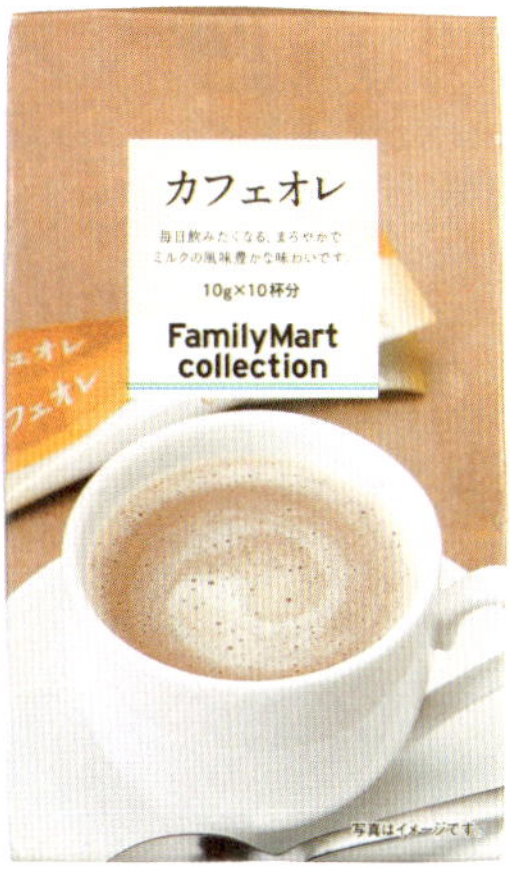

★**食品原料**　粉あめ、砂糖、植物油脂、コーヒー、全粉乳、食塩、デキストリン

★**添加物**　カゼインNa、pH調整剤、微粒酸化ケイ素、香料、乳化剤、甘味料（アセスルファムK、スクラロース）

★**アレルギー表示**　乳成分

★**栄養成分**　（1杯10.0gあたり）エネルギー48kcal、たんぱく質0.5g、脂質2.0g、炭水化物6.9g、ナトリウム64mg（食塩相当量0.16g）

ボン・ルージュ有機ワイン（赤）

なぜワインを飲むと頭痛がするのか？

メルシャン

「有機ワインなのにどうしていけないの?」とビックリしている人も多いと思います。ボトルには、「輸入有機ワイン・輸入有機ぶどう果汁使用」と書かれています。つまり、有機栽培《さいばい》のブドウで作られた輸入ワインと、有機栽培のブドウから作られた輸入果汁で作った国産ワインをブレンドしているのです。

いずれにせよ、原料となるぶどうは有機栽培されたもので、農薬や化学肥料は原則として使われていないということです。

しかし、酸化防止剤の亜硫酸塩《ありゅうさんえん》が添加されているのです。亜硫酸塩は、いくつか種類がありますが、ワインによく使われているのは二酸化硫黄《いおう》です。これは亜硫酸ガスともいい、火山が噴火したときのガスや工場排煙などにも含まれています。二酸化硫黄を0・01%および0・045%含む水および赤ワインを、ラットに長期にわたって毎日飲ませた実験では、肝臓の組織呼吸が抑制されました。

厚生労働省は、ワイン中の二酸化硫黄の量を0・035%に規制しています。ということは、市販のワインを飲み続けた場合、肝臓に悪影響が出る可能性が高いということです。二

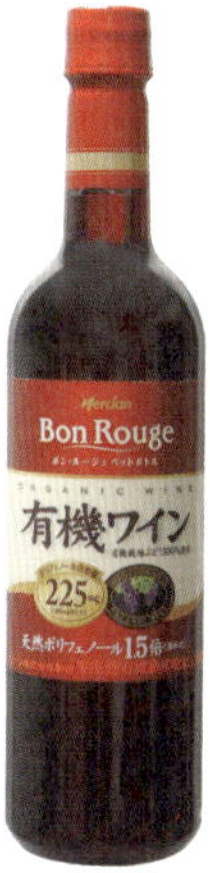

★食品原料　輸入有機ワイン、輸入有機ぶどう果汁

★添加物　酸化防止剤(亜硫酸塩)

★栄養成分　(100mlあたり)エネルギー81kcal、たんぱく質0.2g、脂質0g、炭水化物3.5g、ナトリウム0〜35mg(食塩相当量0〜0.089g)

酸化硫黄のほかに、ピロ亜硫酸Na、ピロ亜硫酸K、次亜硫酸Naなどが「亜硫酸塩」として使われていますが、いずれも毒性があって、ビタミンB_1の欠乏や肝臓への悪影響が心配されます。

「ワインを飲むと頭痛がする」という声をよく聞きます。これは、亜硫酸塩が原因していると考えられます。なぜなら、そういう人でも、亜硫酸塩が添加されていない無添加ワインを飲んだ場合は、頭痛を起こさないからです。

ちなみに、欧米などから輸入されたワインは、すべてといっていいくらい亜硫酸塩が添加されています。また、国産ワインにも、ほとんど亜硫酸塩が添加されています。

COLUMN 1

●コラム 1

コンビニで買える安全な食品

時々、私もコンビニのおにぎりやお弁当を食べることがあるのですが、「これを食べ続けたら、体にはよくないだろうな」という思いを抱かざるを得ません。

なぜなら、まず舌や歯ぐきなどに必ずといっていいほど刺激感を覚え、さらに胃の粘膜にも刺激を感じることがあるからです。場合によっては、胃が張ったような感じになったり、下腹に痛みを覚えたりすることもあります。

おそらく、保存性を高めるために使われているpH調整剤や酸味料、あるいは調味料（アミノ酸等）、乳化剤、着色料、香料などが原因していると思われます。これらは純粋な化学物質であるものが多く、粘膜を刺激すると考えられるからです。

また、これらを食べ続けることで、がんになる確率が高まることも考えられます。添加物と塩分、さらに揚げ油に多く含まれる過酸化脂質によって、胃粘膜が荒れてしまいます。

すると、細胞が再生されて、修復がおこなわれます。その際に、何らかの発がん性物質が作用すれば、細胞ががん化する可能性があるからです。それが毎日繰り返されれば、当然がんになる確率が高まることになるでしょう。

　ただし、コンビニで売られている食品でも、そうした悪影響がないものもたくさんあります。たとえば、乾めんのうどんやそば、そうめんなどです。これらには、添加物は使われていません。

　塩分が多く含まれていますが、めんをゆでているあいだに、大半はゆで汁に溶け出すので心配はありません。乾めんは値段が安い上に、保存性も高く、調理も簡単です。私は乾めんのそばをほぼ毎日食べています。

　また、食パンの中でも、添加物が使われていない製品があります。それらは、添加物が使われている食パンよりも、味がいいように思います。さらに、スパゲティやマカロニなども添加物が使われていません。しかも、保存性が高いので、備蓄できます。

　このほか、お菓子や飲料、調味料などの中にも、添加物を使っていない製品がたくさんあります。そうした製品を選んで毎日食べるようにすれば、口内や胃に刺激を覚えることはありませんし、また、がんになる確率も減らせると考えられます。本書では、第3章でそれらを取り上げていますので、買いものの際にぜひ参考にしてみてください。

第2章

「買ってはいけない」と「買ってもいい」の中間

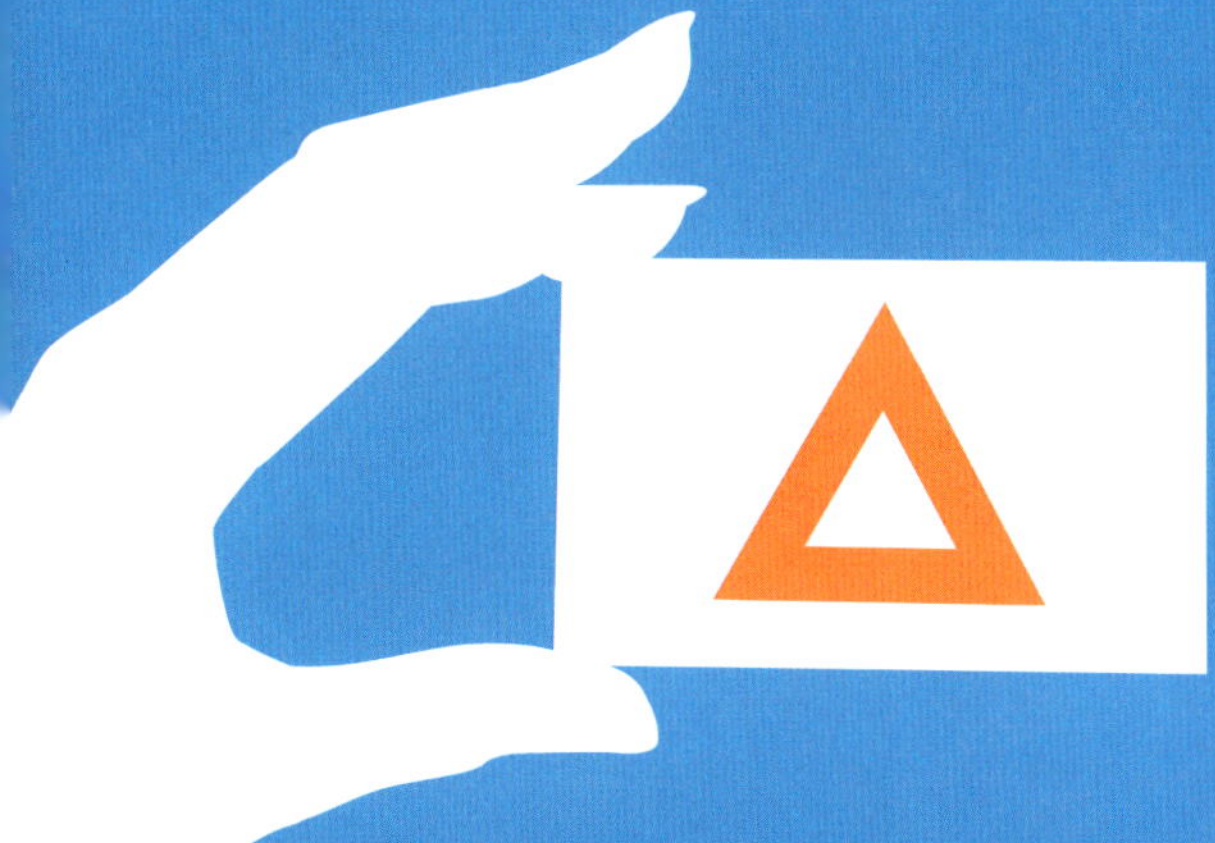

紅しゃけ

コンビニおにぎりの中では及第点か

セブン‐イレブン

△

「コンビニおにぎりが食べたい」という人に、なんとかおすすめできるのが、紅しゃけ（紅さけ）のおにぎりです。なぜなら、使われている添加物が危険なものではなく、数も3〜5品目と比較的少ないからです。セブン‐イレブンの「紅しゃけ」の場合、添加物は、pH調整剤、グリシン、調味料（アミノ酸）と3種類です。

pH調整剤は、酸性度とアルカリ度を調整するほか、保存性を高める働きもあります。クエン酸やリン酸などの酸が多く、全部で30品目程度あります。酸味料として使われるものも多く、毒性の強いものは見当たりません。ただし、どれが使われても「pH調整剤」という一括名しか表示されません。

グリシンは、アミノ酸の一種で、食べもの、とくに魚介類に多く含まれています。化学的に合成することが可能となっており、それが添加物として使われています。うま味を増すとともに保存性を高める働きもあるため、コンビニおにぎりによく使われています。

ただし、ニワトリに口から1日に4g以上のグリシンをあたえた実験では、中毒症状や疲労、昏睡《こんすい》を起こし、死亡する例が見られました。また、モルモットに口から大量にあたえた実験でも、呼吸筋の麻痺《まひ》を起こして死亡しました。**しかし、グリシンを成分としたサプリメントが売られ、問題は起こっていないようなので、人間にはほとんど害はないようです。**

調味料（アミノ酸）は、L‐グルタミン酸Na（ナトリウム）をメインとしたものです。もともとこんぶに含まれるうま味成分であり、動物実験でもほとんど毒性は認められていません。ただし、一度に大量に摂取すると影響が出ることがあるので注意してください。

ちなみに、ローソンの「紅さけ」の原材料は、「塩飯、紅鮭フレーク、海苔、塩、調味料（アミノ酸等）、pH調整剤、グリシン、炭酸Mg、（原材料の一部に小麦、大豆を含む）」です。炭酸Mg（マグネシウム）は制酸薬としても使われており、毒性はほとんどないでしょう。

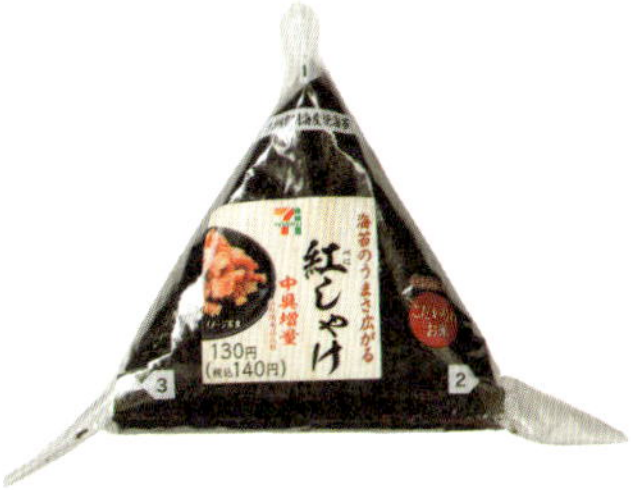

★食品原料　塩飯（国産米使用）、紅鮭ほぐし身、海苔

★添加物　pH調整剤、グリシン、調味料（アミノ酸）

★栄養成分　（1包装あたり）エネルギー174kcal、たんぱく質5.0g、脂質1.1g、炭水化物35.9g、ナトリウム374mg（食塩相当量0.95g）

紀州南高梅

素朴なイメージだが、添加物は意外に多い

ファミリーマート

△

梅干しの入ったコンビニおにぎりも、一般に危険性の高い添加物は使われていませんが、紅しゃけに比べると、その数はやや多くなっています。梅干しを製造する際に必要なようです。ファミリーマートの「紀州南高梅」の場合、添加物は、酒精や加工でん粉、トレハロースなど、全部で9種類と多めです。

酒精とは、エチルアルコールのことで、一般飲食物添加物です。一般飲食物添加物とは、一般に食品として利用されているものを添加物の目的で使用するというもので、アカキャベツ色素や大豆多糖類など、全部で約１００品目がリストアップされています。

エチルアルコールは、ビールや日本酒などのお酒にも含まれているものなので、安全性に問題はありません。ただし、アルコールアレルギーの人は、注意する必要があるでしょう。

酸味料は、アジピン酸や乳酸、クエン酸など25品目以上ありますが、どれがいくつ使われても、一括名の「酸味料」としか表示されません。**そのため、何が使われているのかわかりません。**ビタミンB_1は、栄養強化剤の一種ですが、いくつか種類があって、すべて安全性が高いとはいえない状況です。野菜色素には、アカビート色素、タマネギ色素、トマト色素、ム

ラサキイモ色素などがありますが、その由来から、安全性に問題はないと考えられます。
ユッカ抽出物は、ユリ科ユッカ・アラボレセンスまたはユッカ・シジゲラの全草より、熱水またはアルコール類で抽出して得られたものです。主成分はサポニン。ラットにユッカ抽出物を投与した実験では、毒性はほとんど認められませんでした。また、遺伝子に対する悪影響も認められていません。

ちなみに、セブン-イレブンの「紀州南高梅」の原材料は、「塩飯（国産米使用）、調味梅干、海苔、増粘剤（加工澱粉、増粘多糖類）、V・B_1、野菜色素」で、添加物は4種類です。

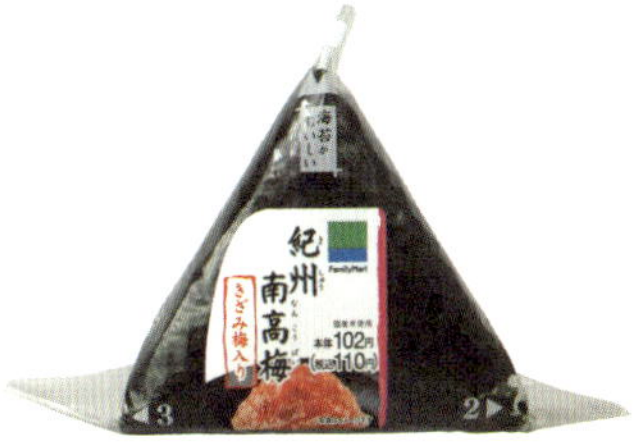

★食品原料　ご飯、ねり梅、海苔、食塩

★添加物　酸味料、酒精、増粘剤（加工デンプン、増粘多糖類）、調味料（アミノ酸）、乳化剤、V.B_1、野菜色素、ユッカ抽出物

★アレルギー表示　原材料の一部に大豆を含む

★栄養成分　（1包装あたり）エネルギー182kcal、たんぱく質3.1g、脂質0.8g、炭水化物40.4g、ナトリウム719mg（食塩相当量1.83g）

新潟コシヒカリ紅鮭弁当

「コンビニ弁当の宿命」を一部クリアした

ローソン

△

焼紅鮭のほかに、厚焼き玉子やれんこん金平、ふき煮などさっぱりした具材が入っているのが特徴です。また、それほど具が多くないこともあって、弁当としては添加物が少なめ。第1章で取り上げたサンクスの「のり弁」が25種類であったのに対し、この製品は9種類です。揚げ物も少ないので、過酸化脂質を摂取するリスクも少ないといえます。

添加物の酵素とは、特定の働きを持つたんぱく質のことです。カビや細菌の培養液から抽出されたものがほとんどで、食品の成分を分解、酸化、合成などの働きを持っています。アミラーゼやリパーゼなど全部で70品目ほどありますが、どれをいくつ使っても「酵素」という一括名しか表示されません。

酵素については、「タンパク質からなることなどから、科学的に適正に製造される限り、一般に、人に健康の確保に障害になるものではないと考えられる」(「平成7年度厚生科学研究報告書」)との見解が示され、厚生労働省では安全性の検討をおこなっていません。

しかし、カビや細菌の培養液から抽出したものが多いので、不純物が混入する恐れもあるため、一つ一つ安全性の検討をおこなうべきと考えられます。

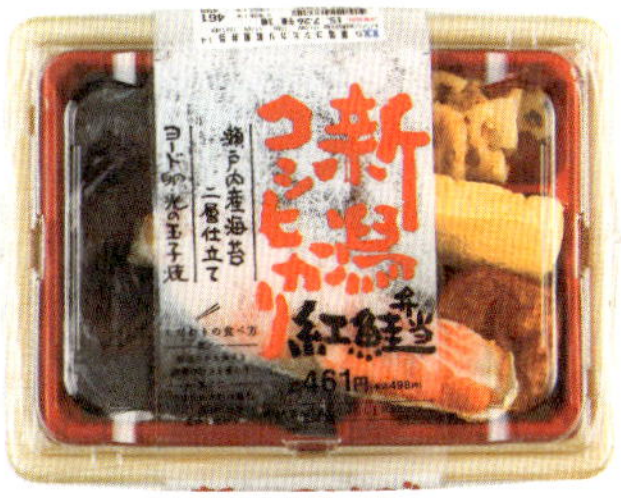

★食品原料　ご飯（国産米使用）、焼紅鮭、さつま揚、厚焼玉子、れんこん金平、ふき煮、醤油たれ、海苔、かつお節、唐辛子

★添加物　調味料（アミノ酸等）、酸味料、pH調整剤、グリシン、酒精、V.B_1、酸化防止剤（V.C）、酵素、炭酸Mg

★アレルギー表示　小麦、ごま、豚肉

★栄養成分　（1食あたり）エネルギー547kcal、たんぱく質21.3g、脂質6.9g、炭水化物99.9g、ナトリウム1.1g（食塩相当量2.79g）

炭酸Mgは、これまで動物実験では毒性は認められておらず、安全性に問題はないと考えられています。このほか、V・B_1（ビタミンB_1）は、本来は栄養素の一つであり、体にとって必要なものです。様々な食品に含まれるもので、とくに豚肉、うなぎ、玄米などに多く含まれており、安全性については問題ありません。

ただし、添加物の「V・B_1」の場合、ビタミンB_1のほかに、それを変化させたもの（誘導体）もいくつか使用が認められています。そして、それらが使われた場合でも、「V・B_1」という表示が認められているため、本来のビタミンB_1なのか、誘導体なのかわからない状況です。誘導体については、すべて安全性が高いとはいえません。

△

牛肉の旨みたっぷり！ミートソース

乳化剤とカラメル色素に一抹の不安あり

セブン‐イレブン

第1章で、セブン‐イレブンの「ソーセージとベーコンのペペロンチーノ」とファミリーマートの「大盛明太子スパゲティ」を取り上げましたが、それらに入っているポークソーセージ、ベーコン、明太子に発色剤の亜硝酸Naが使われ、それが発がん性のあるニトロソアミン類に変化する可能性があるからでした。

ところが、この製品には、ソーセージもベーコンも明太子も使われていないので、亜硝酸Naも使われていません。**それから、添加物が全部で8種類と、コンビニパスタの中では少ないほうといえます。**

添加物の乳化剤は、水と油など混じりにくい液体を混じりやすくするためのものです。合成添加物の乳化剤は、グリセリン脂肪酸エステルやショ糖脂肪酸エステルなど全部で11品目あります。そのうち、5品目はもともと食品に含まれているか、それに近い成分なので、安全性にほとんど問題はありません。

しかし、それ以外は安全性に不安な面があり、とくにポリソルベート60とポリソルベート80については、動物実験の結果から発がん性が疑われています。ただし「乳化剤」という一括名しか表示されないので、どれが使われているのかわかりません。

キシロースは、イネやサトウキビ、トウモロコシなどから得られた甘味成分です。その由来から、安全性に問題はないと考えられます。

ただし、問題なのはカラメル色素が使われていることです。カラメルⅠ～Ⅳがあって、カラメルⅢとカラメルⅣには、発がん性のある4‐メチルイミダゾールが含まれています。カラメルⅠとカラメルⅡには、4‐メチルイミダゾールは含まれず、それほど危険性はありませんが、「カラメル色素」としか表示されていないので、どれが使われているのかわかりません。また、香料も何が使われているのか不明です。

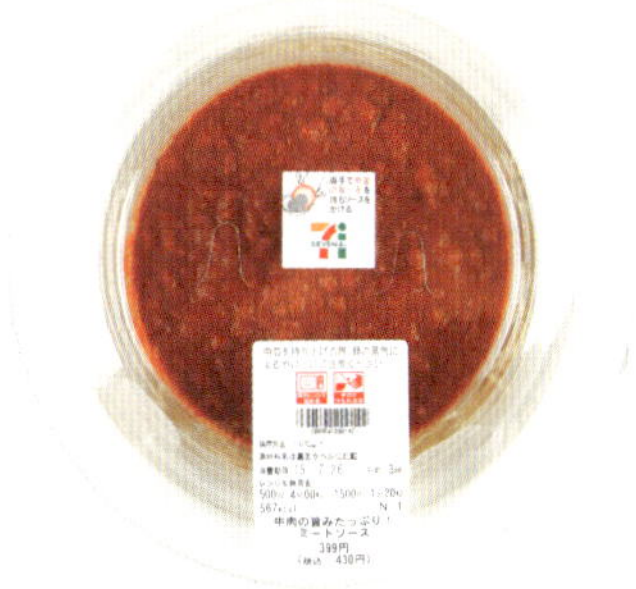

★食品原料　スパゲティ、ミートソース(牛肉、デミグラスソースベース、トマトペースト、玉葱、ソテーオニオン、その他)、デミグラスソース(デミグラスソースベース、ショートニング、トマトペースト、ソテーオニオン、その他)、植物油脂、食塩、<添付チーズ>生乳、食塩

★添加物　増粘剤(加工でん粉)、カラメル色素、調味料(アミノ酸等)、乳化剤、香料、キシロース、酸化防止剤(V.E)、$V.B_1$

★アレルギー表示　原材料の一部に乳成分、小麦、大豆、豚肉、鶏肉、りんご、ごまを含む

★栄養成分　(1包装あたり)エネルギー569kcal、たんぱく質18.9g、脂質20.4g、炭水化物77.6g、ナトリウム1.5g(食塩相当量3.81g)

ランチパックピーナツ

どうしても「ランチパック」を食べたいときに

山崎製パン

△

「ランチパック」は種類が多く、手軽に食べられる菓子パン・惣菜パンとして人気があるようで、たいていのコンビニに置かれています。一般に、菓子パン・惣菜パンは添加物が多いのですが、この製品は、全部で7種類と比較的少ないほうです。

添加物のイーストフードは、パンの製造の際に使われているものです。イースト（パン酵母）に混ぜると、それをイーストが吸収して、パンがふっくらと焼き上がります。「フード」という名前がついていますが、実際には添加物の塊です。

イーストフードとして使われる添加物は、塩化アンモニウム、炭酸アンモニウム、リン酸水素二アンモニウムなど19品目あり、これらから5品目程度をピックアップして混ぜ合わせて使われます。毒性の強いものはそれほど見当たりませんが、塩化アンモニウムは例外で、ウサギに2gを口からあたえたところ、10分後に死亡したというデータがあるので、毒性は強いといえます。

増粘多糖類は、植物や海藻、細菌などから抽出された粘性のある多糖類で、キサンタンガム、カラギーナン、グァーガムなど30品目程度あります。ぶどう糖がたくさん結合した多糖類なので、基本的にそれほど毒性の強いものはありませんが、いくつか安全性に不安を感じるものもあります（詳しくは126ページ参照）。

しかも、1品目を使った場合は具体名が表示されますが、2品目以上使った場合は「増粘多糖類」としか表示されないので、何が使われているのかわかりません。

酢酸Naは、お酢の成分である酢酸にナトリウム（Na）を結合させたもので、保存性向上の目的で使われています。その由来から、安全性に問題はないと考えられます。なお、異性化液糖とは、ぶどう糖果糖液糖のことです。なお、「ランチパック」には、以前は発がん性のある臭素酸K（カリウム）が使われていましたが、現在は使われていません。

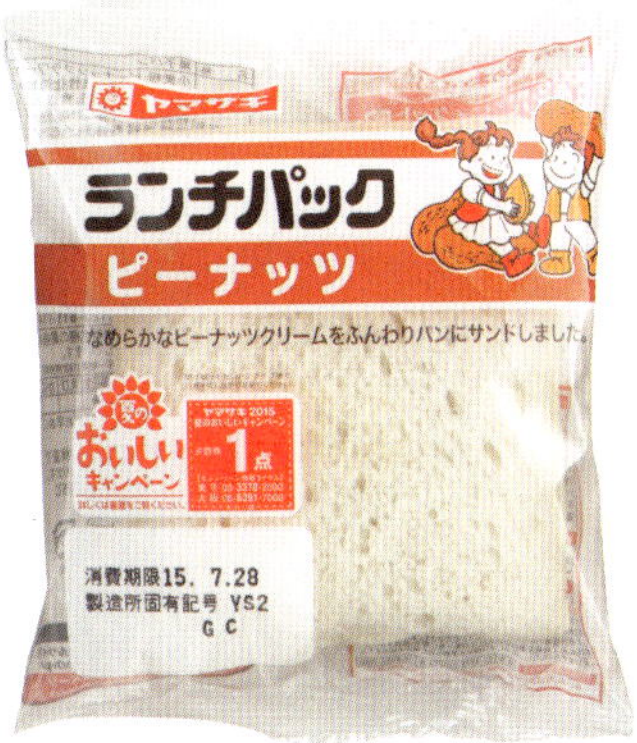

★食品原料　小麦粉、ピーナッツフラワーペースト、砂糖混合異性化液糖、マーガリン、パン酵母、食塩、脱脂粉乳

★添加物　乳化剤、酢酸Na、増粘多糖類、香料、酸味料、イーストフード、V.C

★アレルギー表示　乳、小麦、落花生

★栄養成分　（1個あたり）エネルギー167kcal、たんぱく質4.2g、脂質7.0g、炭水化物21.7g、ナトリウム140mg（食塩相当量0.36g）

こだわりのたまごサンド

「こだわり」の結果がいい方向に転がった

セブン‐イレブン

△

サンドイッチは、食パンに添加物が使われ、また具材にも何種類もの添加物が使われているため、合計すると、その数がどうしても多くなってしまいます。

第1章で取り上げたファミリーマートの「ジューシーハム」は全部で16種類、またローソンの「ミックスサンド」も、全部で16種類の添加物が使われています。それらに比べると、この製品は、全部で5種類とかなり少ないといえます。

通常、食パンの製造には、イーストフードが使われますが、その表示がありません。どうやら、それを使っていないようです。第3章で取り上げますが、セブン‐イレブンでは、添加物を使っていない食パンを、プライベートブランドとして販売しています。おそらく同様の食パンを使っているのでしょう。

添加物のアルギン酸エステルは簡略名で、正しくはアルギン酸プロピレングリコールエステルといいます。海藻に含まれる粘性物質のアルギン酸とプロピレングリコールを結合させたものです。これは糊料《こりょう》の一つで、サンドイッチや惣菜パンに広く使われています。

プロピレングリコールは、自然界にない化学合成物質ですが、動物実験では毒性はそれほど認められていません。ただし、鶏卵《けいらん》に注射した実験では、ヒナに小肢症《しょうししょう》が観察されました。

アルギン酸プロピレングリコールエステルについては、これまでの動物実験では毒性はほとんど認められていません。しかし、アレルギー体質の人が摂取すると、皮膚《ひふ》発疹《はっしん》を起こすことがあります。

「サンドイッチを食べると胃がもたれる」という人もいると思います。おそらく、数多くの添加物と脂肪などが合わさって、そうした症状をもたらすと考えられます。そんな人は、なるべく添加物の少ない製品を選ぶようにするとよいでしょう。

★食品原料　玉子サラダ、パン、茹で玉子、マヨネーズ

★添加物　乳化剤、調味料（アミノ酸等）、増粘剤（アルギン酸エステル）、pH調整剤、グリシン

★アレルギー表示　原材料の一部に乳成分、大豆、りんごを含む

★栄養成分　（1包装あたり）エネルギー323kcal、たんぱく質10.6g、脂質23.3g、炭水化物17.6g、ナトリウム510mg（食塩相当量1.3g）

ジューシーコロッケロール

イーストフード未使用のところを評価したい

セブン‐イレブン

△

惣菜パンは、じつに数多くの種類がありますが、その多くにイーストフードが使われています。そのため、パン本来のしっとり感が失われ、パサパサして味わいのないものになっています。ところが、この製品にはイーストフードが使われていないため、しっとりしていて、パン本来の味わいがあります。

ただし、添加物が少ないとはいえません。トレハロースは天然添加物の一種。麦芽糖を酵素で処理するか、酵母などから抽出したものを酵素処理して得られます。トレハロースは、ぶどう糖が二つ結合した二糖類で、きのこやエビなどにも含まれているので安全性に問題はありません。甘味を出すとともに、乾燥を防ぐ働きがあります。

膨張剤《ぼうちょうざい》は、一般にクッキーやビスケットなどを、ふっくら焼き上げるために使われています。「ベーキングパウダー」という別名が表示されることもあります。炭酸水素Na（重曹《じゅうそう》）、炭酸水素アンモニウム、塩化アンモニウムなど40品目程度あります。

一番よく使われているのは、炭酸水素Naですが、単独よりもほかの膨張剤と組み合わせて使われることが多くなっています。毒性の強いものはそれほど見当たりませんが、塩化アンモニウム（イーストフードとしても使われている）は例外で、ウサギに口から２gをあたえた実験では10分後に死亡していますので、毒性が強いといえます。

ただし、どれが使われても「膨張剤」としか表示されません。**膨張剤が使われた食品を食べると、人によっては、口に違和感や、胃部不快感を覚えることがあります。**

カロチノイド色素は、植物や動物に含まれる黄、橙、赤を示す色素のことで、具体的にはトウガラシ色素（パプリカ色素）、トマト色素、ニンジンカロテンなどです。クチナシ黄色素もカロチノイド色素に含まれているため、すべて安全性が高いとはいえない状況です。

リゾチームは、卵白より得られたもので、その由来から安全性は高いと考えられます。

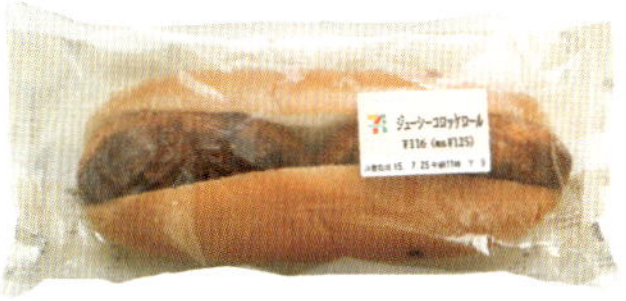

★食品原料　コロッケ、小麦粉、植物油脂、ソース、卵、砂糖、ショートニング、パン酵母、食塩、乳等を主原料とする食品

★添加物　トレハロース、加工澱粉、pH調整剤、増粘剤（加工澱粉、増粘多糖類）、グリシン、調味料（アミノ酸）、乳化剤、膨張剤、カロチノイド色素、香料、ビタミンC、リゾチーム

★アレルギー表示　原材料の一部に牛肉、大豆、豚肉、りんごを含む

★栄養成分　（1包装あたり）エネルギー335kcal、たんぱく質6.7g、脂質15.9g、炭水化物41.3g、ナトリウム688mg（食塩相当量1.75g）

マルちゃん正麺 塩味

カラメル色素を含まない［塩味］

東洋水産

「うまい、うそだと思ったら食べてください」という俳優・役所広司のCMで大ヒットした製品です。この製品によって、インスタントラーメンの新たな潮流《ちょうりゅう》が生まれました。それまでの主流だった油揚げめん製品に代わって、［マルちゃん正麺］のようなノンフライめん製品が主流となったのです。ノンフライめんは文字通り、めんを油で揚げていません。

そのため、生めんに近い味がします。さらに、油が酸化することでできる過酸化脂質の量も少ないのです。過酸化脂質は、有害性があります。そのため、添加物との複合作用によって、胃腸を刺激するので、人によっては、ピリピリする、もたれる、張る、鈍痛がする、あるいは下痢を起こすなどの症状があらわれることがあります。ですから、油揚げめんは避けたほうがよいのです。脂肪を多くとることにもなりますし。

［マルちゃん正麺］は、［醤油味《しょうゆ》］や［豚骨味］など何種類も出ていますが、［塩味］には、ほかと違う点があります。カラメル色素が使われていないのです。白いスープなため、使う必要がないのでしょう。ただし、添加物が少ないとはいえません。

トレハロースは天然添加物の一種。麦芽糖を酵素で処理するか、酵母などから抽出したものを酵素処理して得られます。トレハロースは、ぶどう糖が二つ結合した二糖類で、きのこやエビなどにも含まれているので安全性に問題はありません。

クチナシ色素は、クチナシの実から抽出された黄色い色素で、めんの着色に使われます。**ラットに体重1kgあたり0・8〜5gのクチナシ色素を食べさせた実験では、下痢を起こして肝臓から出血し、肝細胞の変性と壊死が観察されました。**

ただし、クチナシ色素は昔から栗などの着色に使われていて、それだけ安全性が高いと認識されています。また、動物実験では、かなり大量に投与されたため、添加物として微量使われた場合は、どれだけの影響があらわれるのかわからない状況です。

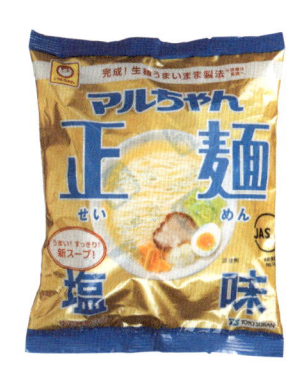

★食品原料　めん（小麦粉、食塩、植物油脂、卵白）、添付調味料（食塩、チキンエキス、植物油、ポークエキス、ラード、野菜エキス、砂糖、香辛料、香味油脂、酵母エキス、デーツ果汁、魚介エキス）

★添加物　加工でん粉、調味料（アミノ酸等）、トレハロース、酒精、かんすい、炭酸カルシウム、レシチン、酸化防止剤（ビタミンE、ビタミンC）、増粘多糖類、クチナシ色素

★アレルギー表示　卵、小麦、ゼラチン、大豆、豚肉、鶏肉、ごま

★栄養成分　（1食104gあたり）エネルギー337kcal、たんぱく質9.3g、脂質4.8g、炭水化物64.1g、ナトリウム2.0g（食塩相当量5.1g）

金の麺 塩

「醤油」や「味噌」より「塩」が推せる理由

セブンプレミアム（東洋水産）

△

セブンプレミアムの「金のシリーズ」は、通常よりもワンランク上の製品作りを目指したものです。「金の麺」は、めんをノンフライにすることで、生めんに近い味を出そうとしています。「醤油」にはカラメル色素が使われていますが、「塩」には使われていません。ですから、こちらのほうが安全性は高いといえます。ただし、添加物が少ないとはいえません。

かんすいは、ラーメン独特の風味や色合いを出すために添加されているもので、炭酸Naや炭酸Kなど16品目のうちから1品目以上が使われます。全般的に毒性は低いのですが、多量に摂取した場合、胸やけを起こすことがあります。

炭酸Ca（カルシウム）は、卵殻《らんかく》や貝殻《かいがら》成分であり、動物実験でも毒性は認められておらず、安全性の高いものです。このほか、調味料（アミノ酸等）、クチナシ色素、増粘多糖類など、「マルちゃん正麺 塩味」と同様な添加物が使われています。

なお、たん白加水分解物は、文字通りたんぱく質を分解したもので、調味料として様々な食品に使われています。普段食されているたんぱく質を分解したものということから、添加物ではなく、食品に分類されています。たんぱく質は、アミノ酸がたくさん結合した状態のものです。ですから、それを分解すると、アミノ酸やそれがいくつも結合したもの（ペプチド）になります。これらはうま味があるので、調味料として使われているのです。

たん白加水分解物は、酵素を使って分解する方法と塩酸を使って分解する方法とがあり、塩酸の場合、副産物として塩素化合物ができ、それが問題だという指摘があります。

ただし、人間の胃の中も塩酸である胃液で満ちており、毎日そこに大量のたんぱく質が入ってきます。当然、同様に塩素化合物ができているはずですが、それが問題ということはありません。したがって、仮にたん白加水分解物中に塩素化合物が微量できていたとしても、実際にはそれほど問題にはならないと考えられます。

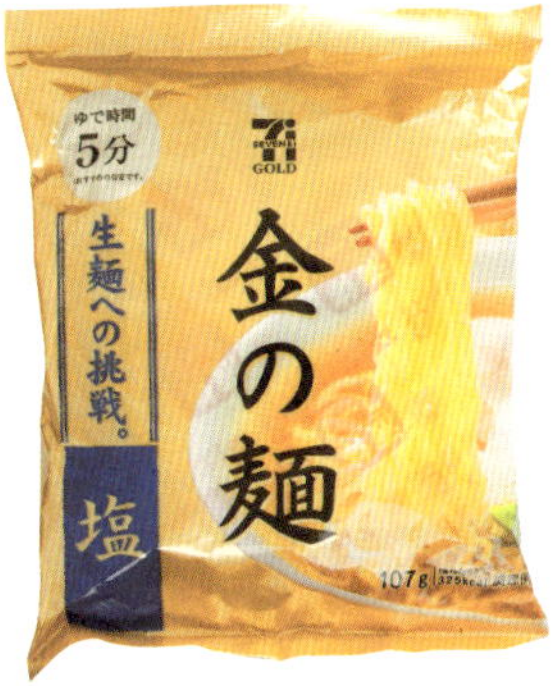

★食品原料　めん（小麦粉、でん粉、食塩）、添付調味料（食塩、チキンエキス、砂糖、ラード、魚介エキス、たん白加水分解物、植物油、こんぶエキス、香味油脂、香辛料、酵母エキス）

★添加物　トレハロース、調味料（アミノ酸等）、酒精、かんすい、炭酸カルシウム、レシチン、酸化防止剤（ビタミンC）、クチナシ色素、増粘多糖類

★アレルギー表示　小麦、大豆、鶏肉、豚肉、ゼラチン

★栄養成分　（1食107gあたり）エネルギー325kcal、たんぱく質8.9g、脂質3.7g、炭水化物63.9g、ナトリウム2.2g（食塩相当量5.6g）

クノールまるごと1個分 完熟トマトのスープパスタ

消費者としてはメーカーを信じるしかないか

味の素

主食系のカップ製品は、ほとんどおすすめできない状況です。第1章で取り上げたように、カップめんは、めんが油で揚げられ、添加物も多く、とくにカラメル色素が使われており、また、容器は発泡スチロール製が多いからです。そんな中で、この製品はパスタが油で揚げられておらず、添加物は3種類と少なく、カラメル色素も未使用で、容器は紙製です。

ただし、トマトパウダーやポテトパウダー、あさりエキスなどの加工原料が数多く使われており、それらに添加物が使われていないのかが気になる点です。というのも、「キャリーオーバー」ということで、添加物が表示されない可能性があるからです。キャリーオーバーとは、原材料にもともと含まれている添加物のことで、表示が免除されているものです。

たとえば、せんべいを作るには、米としょうゆが使われますが、この際しょうゆに保存料が添加されていることがあります。しかし、最終製品のせんべいに、この保存料がほとんど残らず、保存の効果も発揮しないとメーカーが判断すれば、保存料はキャリーオーバーということで、せんべいの原材料名に「保存料」と表示をしなくてもいいのです。

ですから、トマトパウダーやあさりエキスなどに、保存料や着色料などが使われていたとしても、最終食品、すなわち「クノール まるごと1個分 完熟トマトのスープパスタ」に残っていない、あるいは効果を発揮しないと判断されれば、表示しなくてもいいのです。

しかし、残るか残らないか、あるいは残っても効果を発揮するかどうかの判断は微妙であり、メーカーのさじ加減で、表示することもしないこともできるのです。この製品の場合、表示された3種類以外の添加物は、トマトパウダーなどに使われていない、あるいは使われていたとしても、残っていないか、効果を発揮していないということになります。**それが本当かどうかはわからないのですが、消費者としてはそれを信じるしかない状況です。**

なお、キサンタンガムについては後ほど「親子丼」（122ページ）の項で詳述します。

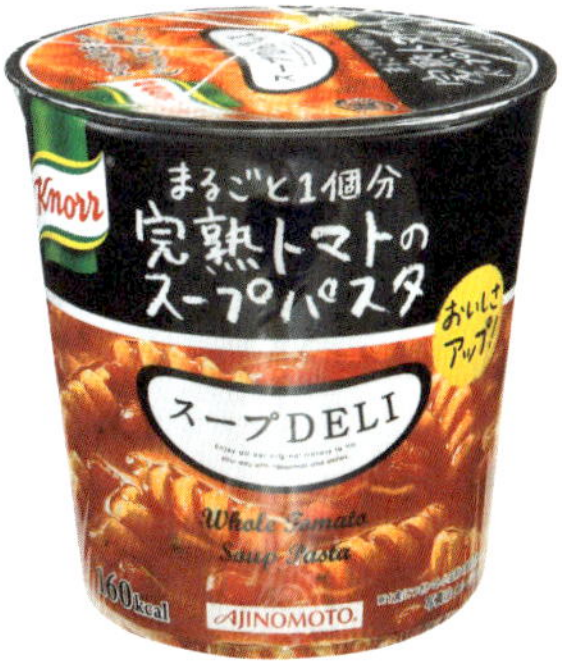

★食品原料　パスタ、トマトパウダー、砂糖、でん粉、デキストリン、ポテトパウダー、トマトペースト、食塩、食用油脂、香辛料、チーズパウダー、全粉乳、乳糖、野菜エキス、あさりエキス、クラムパウダー、フィッシュパウダー（たら、乳糖、食塩）、加糖脱脂れん乳、発酵調味料、チキンエキス

★添加物　調味料（アミノ酸等）、増粘剤（キサンタンガム）、酸味料

★アレルギー表示　小麦、乳成分、大豆、鶏肉

★栄養成分　（1食分41.9g）エネルギー160kcal、たんぱく質4.3g、脂質1.4g、炭水化物32g、ナトリウム690mg（食塩相当量1.8g）

あさげ

「簡単にできるから」と飲みすぎないように

永谷園

△

カップに調味みそと具を入れ、お湯を注げばでき上がり、という便利な製品です。ただし、気になるのは、調味みそにも具にも、調味料（アミノ酸等）が使われていることです。これは、L‐グルタミン酸Naをメインにしたものですが、いくつか問題があります。

L‐グルタミン酸Naは、もともとはこんぶに含まれているアミノ酸であり、これがうま味を出しています。したがって、安全性は高いはずです。しかし、添加物として使われている純粋なL‐グルタミン酸Naの場合、腸から素早く吸収されるようで、その量が多いと、人によっては、顔や肩、腕にかけての灼熱感を覚えることがあるのです。さらに、動悸やめまいなどを感じることもあります。

また、L‐グルタミン酸Naは、あまりにも数多くの製品に使われているため「味の画一化」という問題を引き起こしています。**つまり、どの製品も似たような味になってしまい、本来の味が失われてしまっているのです。**

酒精はエチルアルコールのことです。保存性向上などの目的で使われていますが、安全性に問題はありません。

クエン酸は、酸味料の代表格で、数多くの食品に使われています。みかんやレモンなどのかんきつ類に含まれている酸であり、化学的に合成されたものが、食品添加物として使われているのです。もともと食品に含まれている酸なので、安全性に問題はありません。

ビタミンEは、小麦胚芽や植物油などに多く含まれる栄養成分であり、安全性に問題はありません。なお、デキストリンは、ぶどう糖がいくつも結合した状態のものです。食品の粘度の調整などの目的で使われています。工業的には、でん粉を酵素によって分解することで製造されています。その由来から、食品として扱われており、安全性に問題はありません。

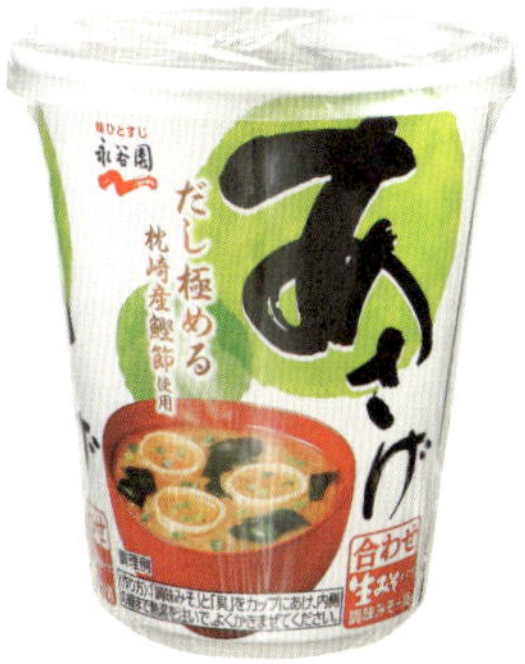

★食品原料　〈調味みそ〉米みそ、酵母エキス、鰹削り節、食塩、昆布エキス、鰹節粉、煮干粉、〈具〉わかめ、ふ（小麦を含む）、調味顆粒（鰹節粉、デキストリン、煮干粉、食塩）、乾燥ねぎ

★添加物　〈調味みそ〉酒精、調味料（アミノ酸等）、〈具〉調味料（アミノ酸等）、酸化防止剤（ビタミンE）、クエン酸

★栄養成分　（1食18.1gあたり）エネルギー30kcal、たんぱく質2.5g、脂質0.8g、炭水化物3.2g、ナトリウム770mg（食塩相当量2.0g）

おかめ納豆 極小粒

納豆よりたれとからしが問題

タカノフーズ

△

「納豆を毎日食べている」という人も少なくないと思います。納豆の場合、納豆自体には添加物は使われていません。問題は、添付されたたれとからしで、それらには何種類もの添加物が使われています。

からしに使われている着色料のうこん（ウコン）、すなわちウコン色素は、ショウガ科ウコンの根茎の乾燥品より、温めたエタノール、または加熱した油脂、または溶剤のプロピレングリコールで抽出して得られたものです。このほか、溶剤のヘキサンやアセトンで抽出して得る場合もあります。主色素はクルクミンで、黄色い色をしています。

ご承知のようにウコンは、カレー粉の原料として使われているものです。ですから、安全性は高いと考えられるのですが、ウコンから抽出されたウコン色素（クルクミン）の場合、動物実験で毒性を示唆するデータが得られています。マウスにターメリック抽出物（79％のクルクミンを含む）を0・1〜5・0％含むえさを13週間あたえた実験では、肝臓の重量が増加し、高濃度投与群では、肺と腎臓の重量が低下しました。

また、マウスにターメリックを0・2、1・0、5・0％含むえさを103週間自由に食べさせた実験では、1%群で肝細胞腺腫または肝細胞がんの発生率が増加し、5%群では下垂体腫瘍が増加しました。つまり、発がんを促進する作用が認められたということです。

ただし、ウコンは前述のようにカレー粉の原料として使われ、インドでは古くから食べられ、世界中でも多くの人に食べられています。**つまり、それだけ人間によって安全性が確認されているというわけです。** したがって、ウコンから抽出された色素が危険とまではいえないでしょう。

なお、添加物の香辛料は、香辛料抽出物の簡略名です。普段から使われている香辛料から抽出された成分なので、安全性に問題はないと考えられます。

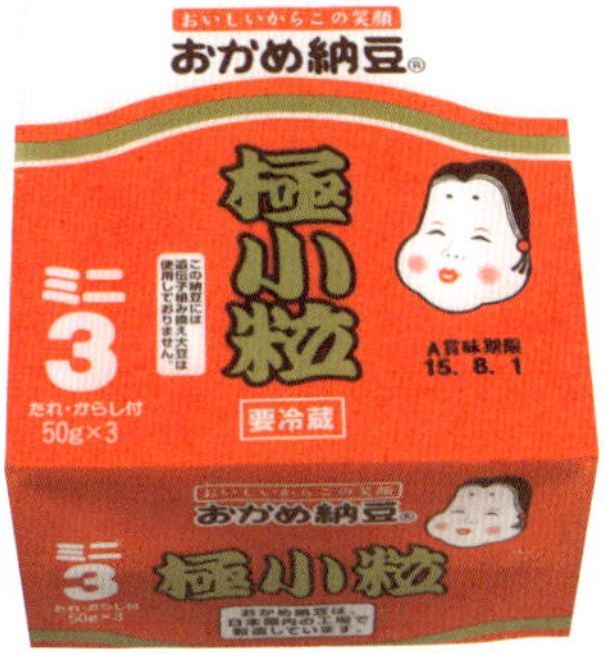

★食品原料　丸大豆（アメリカまたはカナダ）（遺伝子組み換えでない）、米粉、納豆菌、〈たれ〉植物性たん白加水分解物、砂糖・ぶどう糖果糖液糖、しょうゆ、食塩、醸造酢、かつお節エキス、〈からし〉マスタード、醸造酢、食塩、植物油脂

★添加物　〈たれ〉調味料（アミノ酸等）、アルコール、ビタミンB_1、〈からし〉酸味料、着色料（うこん）、ビタミンC、増粘多糖類、調味料（アミノ酸等）、香辛料

★アレルギー表示　原材料の一部に小麦を含む

★栄養成分　（1パック56.7gあたり）エネルギー107kcal、たんぱく質8.2g、脂質4.7g、炭水化物8.1g、ナトリウム309mg（食塩相当量0.8g）

△

永谷園のお茶づけ海苔

［さけ］より［海苔］。使用添加物は一つだけ

永谷園

ロングセラーとなっているインスタントお茶漬けです。「食べたことがある」という人も多いと思います。

緑色の調味顆粒は、食塩、砂糖、抹茶、昆布粉を固めて乾燥させたものですが、添加物を使っていないのか気になるところ。しかし、永谷園によると「原材料はすべて記載しており、ほかには使っていない」といいます。

添加物としては、調味料（アミノ酸等）が使われています。こんぶのうま味成分であるL-グルタミン酸Naをメインにしたものです。「等」とあるので、アミノ酸系以外の調味料も使われています。

調味料は、アミノ酸系、核酸系、有機酸、無機塩の4種類あります。最もよく使われているのはアミノ酸系で、実際にはL-グルタミン酸Naがたいてい使われています。このほか、核酸系は、イノシン酸Na（かつお節のうま味成分）やグアニル酸Na（しいたけのうま味成分）、有機酸は、クエン酸Caやコハク酸、無機塩は、塩化Kやリン酸Kなどがあります。

「調味料（アミノ酸等）」とある場合、通常はL-グルタミン酸Naに少量のイノシン酸Naとグ

アニル酸Naが加えられています。じつは、これは「味の素」と同じ組み合わせなのです。**イノシン酸Naもグアニル酸Naも、もともとは食品に含まれるものなので、安全性は高いと考えられます。**

永谷園のお茶漬けシリーズには［さけ茶づけ］もあり、その原材料は「調味顆粒（食塩、鮭エキス、砂糖、抹茶、鰹節エキス、鰹節粉、魚介エキス、昆布粉）、あられ、鮭フレーク、海苔、調味料（アミノ酸等）、紅麹色素、酸化防止剤（ビタミンE）、クエン酸」です。

紅麹色素は、ベニコウジカビより得られた色素で、赤と黄があります。赤色素の場合、5％を含むえさをラットに13週間食べさせた実験で、腎臓の一部に壊死が認められました。

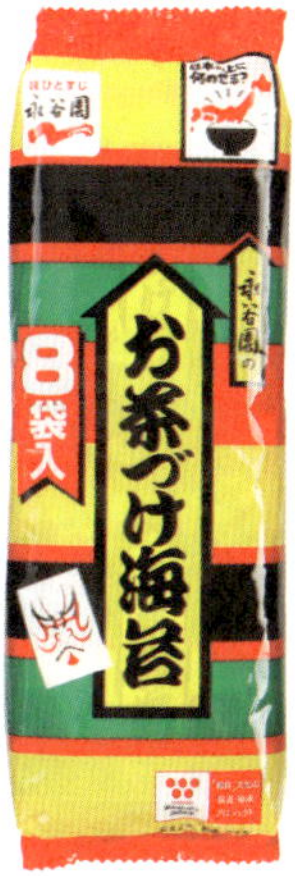

★食品原料　調味顆粒（食塩、砂糖、抹茶、昆布粉）、あられ、海苔

★添加物　調味料（アミノ酸等）

★栄養成分　（1袋6gあたり）エネルギー15kcal、たんぱく質0.5g、脂質0.04g、炭水化物3.1g、ナトリウム858mg（食塩相当量2.2g）

ボンカレーゴールド 中辛

カラメル色素もⅠかⅡならいいのだが……

大塚食品

△

レトルト食品第1号の「ボンカレー」。発売されたのが1969年のことですから、ずいぶんロングセラーを続けていることになります。

この製品で最も気になるのは、カラメル色素が使われていることです。おそらくカレーのルゥにもともと含まれているのでしょう。それを添加物として表示しているのです。では、カラメル色素についておさらいしてみましょう。

カラメル色素は全部で4種類（カラメルⅠ、Ⅱ、Ⅲ、Ⅳ）があり、カラメルⅢとⅣには、原料にアンモニウム化合物が使われています。それが、色素を製造する際の熱処理によって化学変化を起こし、副産物として4-メチルイミダゾールという発がん性物質ができてしまうのです。ただし、それはカラメルⅠとⅡには含まれておらず、それほど問題はありません。

しかし「カラメル色素」としか表示されないため、ⅠからⅣのどれが使われているのかわかりません。ですから、消費者としては、「カラメル色素」と表示されたものをできるだけ避けるようにせざるを得ないのです。

このほか、パプリカ色素は、トウガラシ色素ともいいます。トウガラシの実から抽出された赤い色素です。その由来から、安全性に問題はありません。また、リンゴ抽出物は、文字通り、リンゴから抽出されたもので、味つけに使っていると考えられます。その由来から、安全性に問題はないでしょう。

なお、食品原料の最後のたんぱく酵素分解物は、大豆や食肉などのたんぱく質を酵素によって分解したものです。アミノ酸とペプチド（アミノ酸がいくつか結合したもの）の混合物で、調味料として使われています。**酵素を使っているので、塩素化合物ができる心配はありません。**これなら安全性に問題はないと考えられます。

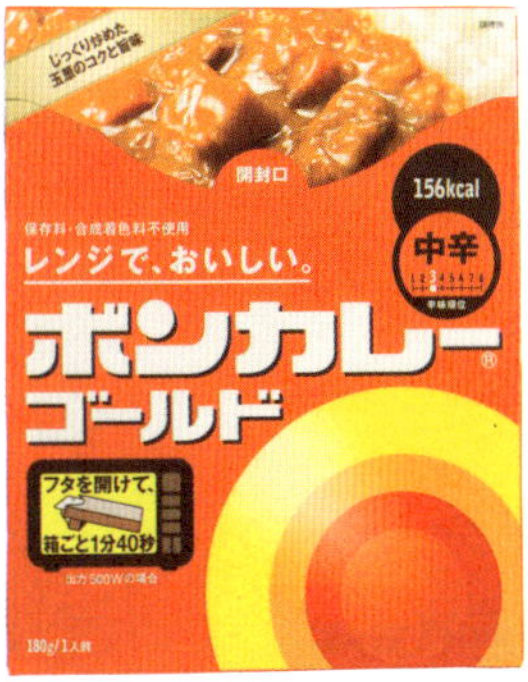

★食品原料　野菜（じゃがいも（遺伝子組換えでない）、にんじん）、ソテーオニオン、牛肉、小麦粉、フルーツチャツネ、ブイヨン（ポーク、チキン）、砂糖、食塩、カレー粉、食用油脂、りんごペースト、乳加工品、ココナッツミルク、香辛料、酵母エキス、レーズン、還元水飴、たんぱく酵素分解物

★添加物　調味料（アミノ酸等）、増粘剤（加工デンプン）、カラメル色素、香料、パプリカ色素、酸味料、リンゴ抽出物

★アレルギー表示　原材料の一部に大豆、バナナを含む

★栄養成分　（1人前180gあたり）エネルギー148kcal、たんぱく質4.3g、脂質5.8g、炭水化物18.7g、ナトリウム999mg（食塩相当量2.5g）

北海道男爵いものポテトサラダ

無添加のマヨネーズを使用したポテトサラダ

セブンプレミアム（ヤマザキ旭川工場）

△

セブンプレミアムのパック入り惣菜の中でも、最も人気のある製品の一つといっていいでしょう。添加物は、酸味料のみとなっています。これは、酸味を持たせるとともに、保存性の向上にも役立っています。合成添加物の酸味料には、次のようなものがあります。

アジピン酸、L‐酒石酸、L‐酒石酸Na、クエン酸、クエン酸三Na、グルコノデルタラクトン、グルコン酸、グルコン酸K、グルコン酸Na、コハク酸、コハク酸一Na、コハク酸二Na、酢酸Na、DL‐酒石酸、DL‐酒石酸Na、DL‐リンゴ酸、DL‐リンゴ酸Na、二酸化炭素、乳酸、乳酸Na、氷酢酸、フマル酸、フマル酸一Na、リン酸。

いずれも何らかの酸であり、もともと食品に含まれているものも多く、毒性の強いものは見当たりません。とくによく使われているのは、乳酸、クエン酸、氷酢酸などです。ただし、どれがいくつ使われていても、具体名は表示されず、「酸味料」という一括名しか表示されません。

ところで、通常マヨネーズには、調味料（アミノ酸）が添加されていて、「キユーピーマヨネーズ」にも使われています。また、マスタードには、着色料などが使われることがあります。しかし、それらの表示はありません。本当に使われていないのでしょうか？

製造者のヤマザキ（静岡県榛原郡吉田町）に問い合わせると、「マヨネーズには、調味料（アミノ酸）などの添加物は使われていません。マスタードには、酸味料が使われているので、それを原材料名に表示しています」とのことでした。

どうやら、添加物が使われていないマヨネーズを使っているようです。また、マスタードには着色料は使われておらず、**保存性を高めたり酸味をつけたりする目的で酸味料のみが使われている**ようです。それを「酸味料」と表示しているのです。その点では、添加物の非常に少ない製品といえます。

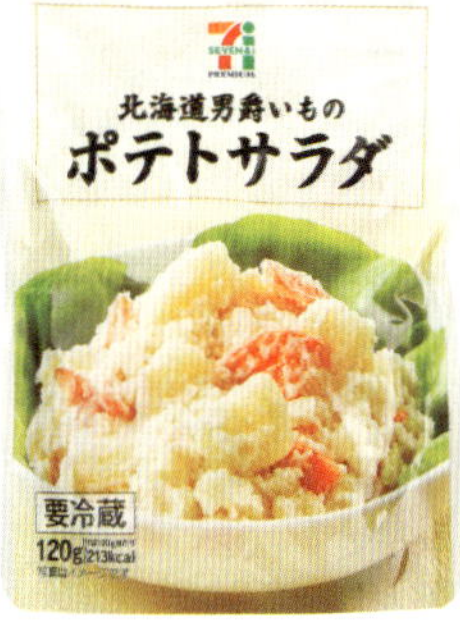

★食品原料　じゃがいも（遺伝子組換えでない）、マヨネーズ、にんじん、たまねぎ、砂糖、醸造酢、食塩、マスタード、こしょう

★添加物　酸味料

★アレルギー表示　卵、大豆

★栄養成分　（1袋120gあたり）エネルギー213kcal、たんぱく質1.7g、脂質13.2g、炭水化物21.6g、ナトリウム333mg（食塩相当量0.85g）

国産じゃがいもの肉じゃが

毒性の強いものは入ってないが気になる点も

ローソンセレクト（日本水産）

△

ローソンもセブン‐イレブンと同様にパック入り惣菜が充実していて、棚《たな》に魚や野菜などの製品がズラッと並んでいます。その中の一つであるこの製品には、「保存料・合成着色料不使用」と表示されています。パック入り惣菜は密封されているため、腐敗《ふはい》しにくく、通常は保存料を使う必要がないのです。また、タール色素などの合成着色料は、消費者に嫌われる傾向にあるため、使用していないのでしょう。

添加物は、pH調整剤と水酸化Caのみです。pH調整剤は、酸性度とアルカリ度を調整するほか、保存性を高める働きもあります。クエン酸や乳酸、リンゴ酸、リン酸などの酸が多く、全部で30品目程度あります。酸が多いため、酸味料として使われているものも少なくありません。毒性の強いものは見当たりませんが、どれがいくつ使われても、「pH調整剤」という一括名しか表示されません。

また、水酸化Caは、具材のしらたきに使われているものです。しらたきやこんにゃくは、こんにゃく芋から作られていますが、固めるために水酸化Caが必要なのです。

水酸化Caは消石灰ともいい、石灰石や大理石などの天然炭酸Caを焼いて、水を加えて作ります。その意味では、天然物に近いものです。しかし、ウサギの目に点眼した実験では、強い刺激性があり、その後ほとんど回復が見られませんでした。**口から入った場合どうなるかはわかりませんが、これまでこんにゃくを食べて胃や腸が刺激を受けたという話は聞いたことがないので、添加物として微量使われている分には、それほど問題はないでしょう。**

ちなみに、同シリーズの「鰹《かつお》と昆布の合わせだしたけのこ土佐煮《とさに》」の原材料は、「たけのこ、しょうゆ（大豆、小麦を含む）、水あめ、砂糖、かつおエキス、醗酵調味液、削り節、液体和風だし、寒天、調味料（アミノ酸等）、酢酸Na、グリシン、増粘多糖類、酸味料、酒精」で、添加物が6種類使われています。

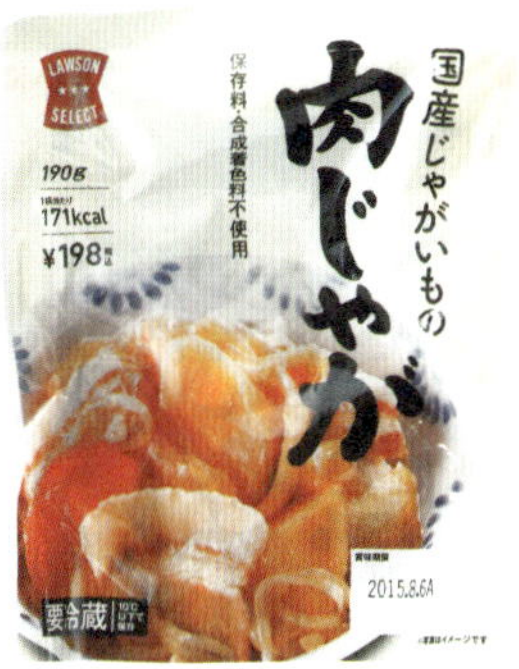

★食品原料　ばれいしょ、たまねぎ、豚肉、しょうゆ、にんじん、しらたき、みりん、砂糖、かつお節エキス、こんぶエキス、食塩

★添加物　pH調整剤、水酸化Ca

★アレルギー表示　小麦、大豆、豚肉

★栄養成分　（1袋あたり）エネルギー171kcal、たんぱく質6.5g、脂質1.3～8.8g、炭水化物27.0g、ナトリウム1086mg（食塩相当量2.8g）

金のハンバーグ

何が使われているのか不明な「一括名表示」

セブンプレミアム
（日本ハム）

△

「金のシリーズ」の中でも、とくに人気のある製品です。おそらく「本格的なハンバーグを食べたい」という人が買い求めているのでしょう。食品原料は非常に多くのものが使われていますが、添加物はそれほど多くはありません。

加工でん粉は、でん粉に化学処理を施し、酸化でん粉や酢酸でん粉などに変えたもので、全部で11品目あります。内閣府の食品安全委員会は、「添加物として適切に使用される場合、安全性に懸念がないと考えられる」といっています。でん粉をもとに作っているので、「安全性は高い」と判断しているようです。しかし、発がん性や生殖毒性に関して試験データのない品目もあるので、すべて安全性が十分に確認されているとはいえません。

増粘多糖類は、植物や海藻、細菌などから抽出された粘性のある多糖類です。キサンタンガム、カラギーナン、グァーガムなど30品目程度あります。基本的にはぶどう糖がたくさん結合した多糖類なので、それほど毒性の強いものはありませんが、いくつかは安全性に不安を感じます。しかも、1品目を使った場合は具体名が表示されますが、2品目以上使った場合は「増粘多糖類」としか表示されないので、何が使われているのかわかりません。

酸味料も、アジピン酸や乳酸、クエン酸など25品目以上ありますが、どれがいくつ使われても、一括名の「酸味料」としか表示されません。そのため、何が使われているのかわからず、不安要素となっています。

このほか、カラメル色素が使われています。何度も述べているように4種類あって、そのうちのカラメルⅢとⅣには、発がん性のある4-メチルイミダゾールが含まれています。**ただし「カラメル色素」としか表示されないため、どれが使われているのかわかりません。**

一般にハンバーグ製品には、カラメル色素が使われていることが多く、ローソンセレクトの「赤ワインをきかせたデミグラスハンバーグ」（米久）にも使われています。

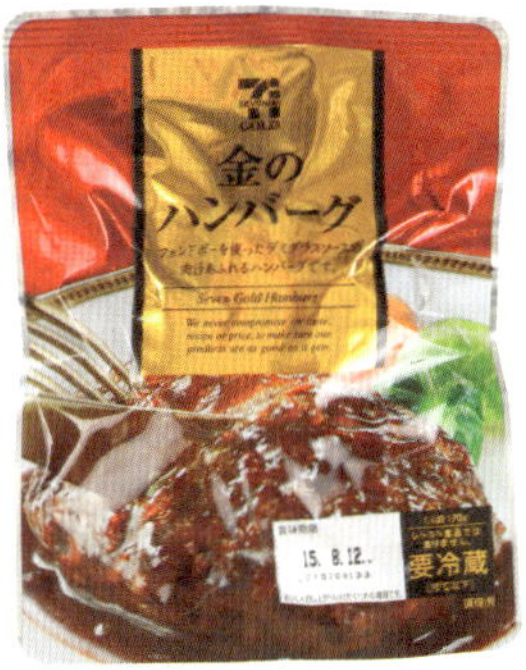

★食品原料　食肉等（牛肉、豚肉、牛脂肪）、玉ねぎ、つなぎ（パン粉、卵白末、卵白液）、植物油、食物繊維、食塩、ぶどう糖、ゼラチン、しょう油、香辛料、牛乳、酵母エキス、〈ソース〉玉ねぎ、ソテーオニオン、牛肉、水あめ、トマトペースト、砂糖、小麦粉、植物油、牛脂肪、フォンドボー、マッシュルーム、ポークエキス、しょう油、食塩、バター、ワイン調整品、たん白加水分解物、リンゴピューレ、醸造酢、香辛料

★添加物　加工デンプン、調味料（アミノ酸等）、カラメル色素、〈ソース〉カラメル色素、増粘剤（加工デンプン、増粘多糖類）、調味料（アミノ酸等）、酸味料

★アレルギー表示　卵、乳、小麦、牛肉、大豆、豚肉、りんご、ゼラチン

★栄養成分　（1袋170gあたり）エネルギー326kcal、たんぱく質19.4g、脂質20.9g、炭水化物15.0g、ナトリウム843mg（食塩相当量2.1g）

親子丼

利便性の代償としてわずかな危険が潜む

ファミリーマート
コレクション（エスビー食品）

△

沸騰《ふっとう》したお湯または電子レンジで温めて、ごはんにかければ食べられます。栄養バランスも悪くないようなので、一人暮らしの人にとっては便利な製品といえるでしょう。ただし、添加物が6種類使われています。

キサンタン（キサンタンガム）は、細菌のキサントモナス・キャンペストリスの培養液から得られた多糖類です。健康な男性5人に、1日に10・4〜12・9g（3回に分けて）のキサンタンガムを23日間あたえたところ、血液、尿、免疫、善玉コレステロールなどに影響は見られず、総コレステロールが10％減っていました。この結果とキサンタンガムが多糖類であることを考え合わせると、人間への悪影響はほとんどないと考えられます。

カロチン色素は、植物や動物に含まれる黄、橙、赤を示す色素で、ニンジンカロテン、パーム油カロテン、β‐カロチンなどがあります。その由来から、安全性に問題はないと考えられます。

リン酸塩（Na）は、ピロリン酸Naとポリリン酸Naの簡略名です。とりすぎるとカルシウムの吸収が悪くなって、骨がもろくなる心配があります。

また、ピロリン酸Naを1％含むえさをラットに16週間食べさせた実験では、腎障害（石灰化、変性、壊死）が認められました。ポリリン酸Naを3％含むえさをラットに24週間食べさせた実験では、腎臓結石ができました。**ですから、リン酸塩（Na）は、とりすぎないように注意したほうがよいでしょう。**

乳酸Caは、乳酸にカルシウム（Ca）を結合させたものです。主に栄養を強化する目的で使われますが、うま味を増したり、膨張剤として使われたりすることもあります。動物実験では、毒性は認められていません。乳酸は、ヨーグルトや乳酸菌飲料に含まれるものであり、カルシウムは骨の成分であることから、乳酸Caの安全性は問題ないと考えられます。

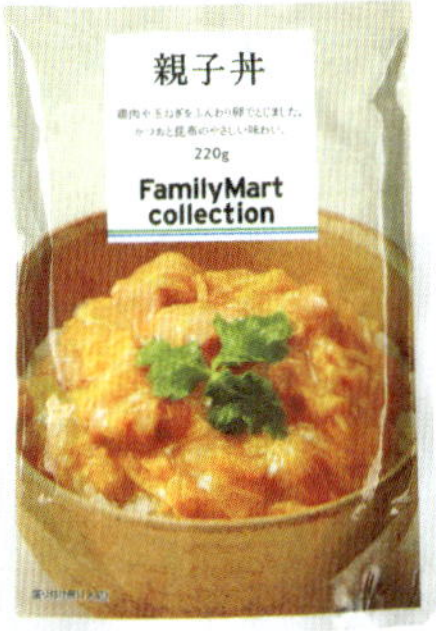

★食品原料　鶏肉、玉ねぎ、卵、醤油、清酒、砂糖、チキンエキス、かつおぶしエキス、チキンオイル、こんぶエキス、煮干しエキス、食塩、酵母エキス

★添加物　増粘剤（加工デンプン、キサンタン）、調味料（アミノ酸等）、カロチン色素、リン酸塩（Na）、乳酸Ca

★アレルギー表示　小麦、卵、大豆、鶏肉

★栄養成分　（1食分220g）エネルギー139kcal、たんぱく質13.6g、脂質5.3g、炭水化物9.2g、ナトリウム1.1g（食塩相当量2.8g）

たっぷりわかめスープ

カラメル色素未使用の点はいいのだが……

ローソンセレクト（ポッカサッポロフード&ビバレッジ）

△

「便利だし、体にもよさそう」ということで、即席のわかめスープを飲んでいる人も多いと思います。何しろ、お湯を注げばでき上がりという超簡単さで、しかもわかめに含まれる食物繊維やミネラルなどを摂取できるのですから、何とも便利な製品といえるでしょう。

ただし、気になるのはカラメル色素が含まれている製品が多いことです。最もポピュラーな理研ビタミンの「わかめスープ」にも、カラメル色素が添加されています。

カラメル色素には、カラメルⅠ～Ⅳの4種類がありますが、カラメルⅢとⅣには、発がん性のある4-メチルイミダゾールが含まれています。しがって、カラメルⅢまたはⅣが使われていた場合、発がん性物質を摂取することになります。しかし、「カラメル色素」という表示しかないため、ⅠからⅣのどれが使われているのかわかりません。

ところが、この「たっぷりわかめスープ」の場合、カラメル色素は含まれていません。その点、安心して飲めるわけです。**ただし、調味料（アミノ酸等）と加工でん粉が添加されているので、その点が残念なところです。**

なお、スタイルワンの「わかめスープ」の原材料は、「食塩、たん白加水分解物、乳糖、デキストリン、チキンエキス、ほたてエキス、粉末しょうゆ、ごま油、しょうが、にんにく、オニオンエキス、こしょう、うきみ、具（ごま、わかめ、デキストリン、わけぎ）、調味料（アミノ酸等）、増粘剤（グァーガム）、香料、カラメル色素、（原材料の一部に小麦、豚を含む）」と、カラメル色素が添加されています。

ちなみに、提供元は理研ビタミンです。できればカラメル色素が添加された製品は、避けたほうがよいでしょう。

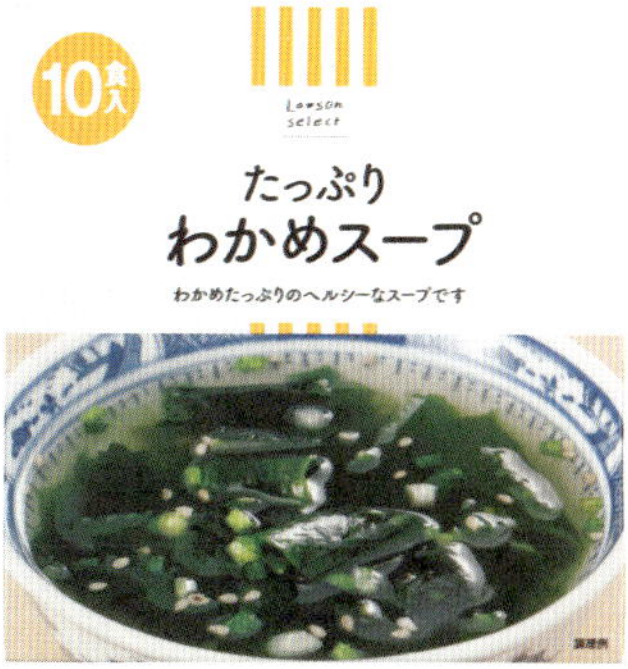

★食品原料　乳糖、デキストリン、食塩、しょうゆ、あさりエキス、香辛料、たん白加水分解物、植物油脂、かき、酵母エキス、うきみ（わかめ、ごま、わけぎ）

★添加物　調味料（アミノ酸等）、加工でん粉

★アレルギー表示　乳、小麦、大豆、ごま

★栄養成分　（1食分10.1gあたり）エネルギー34kcal、たんぱく質0.8g、脂質0.4g、炭水化物6.7g、ナトリウム760mg（食塩相当量1.9g）

安心のたまご『きらら』のたまごスープ

スープのとろみは何で作られている?

プライムワン（MCフードスペシャリティーズ）

「わかめスープより、たまごスープのほうが好き」という人もいると思います。独特のとろみがあり、口当たりがいいのが特徴です。そのとろみをつけているのが増粘多糖類です。

増粘多糖類は、植物や海藻、細菌などから抽出された粘性のある多糖類で、30品目程度あります。スープなどにとろみを持たせるために使われます。それほど毒性の強いものはありませんが、いくつか安全性に不安のあるものがあり、それは次の通りです。

・トラガントガム　マメ科のトラガントの分泌液を乾燥して得られたもの。1・25%、5%含むえさをマウスに96週間食べさせた実験で、前胃に乳頭腫、がんの発生が認められました。ただし、用量依存性が認められなかったことから、「発がん性がある」という結論にはいたりませんでした。

・ファーセレラン　ススカベ科フルセラリアの全藻より抽出したもの。鶏卵1個あたりに5mgを投与したところ、ヒナの目や上顎《うわあご》に異常が認められました。

・カラギーナン　ミリン科キリンサイ属などの全藻より抽出したもの。ラットに発がん物質を投与し、カラギーナンを15%含むえさをあたえたところ、結腸腫瘍の発生頻度が高くなりました。

以上ですが、増粘多糖類の場合、1品目を使った場合は具体名が表示されますが、2品目以上使った場合は、「増粘多糖類」としか表示されません。

このほか、ベニコウジ色素は、ベニコウジカビの菌体より抽出して得られた赤色の色素です。**この色素を5%含むえさをラットに13週間食べさせた実験では、腎細管に壊死が認められました。つまり、腎臓に障害をもたらす可能性があるということです。**ビタミンEは、小麦胚芽や植物油などに多く含まれる栄養成分であり、安全性に問題はありません。

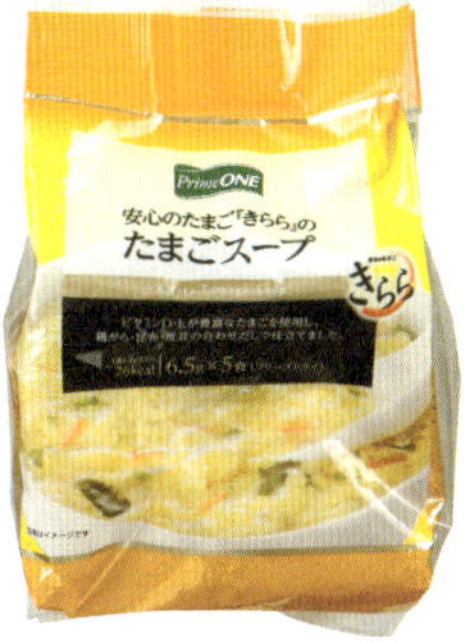

★食品原料　鶏卵、チキンエキス、スープベース(デキストリン、砂糖、調味チキンパウダー、たん白加水分解物、その他)、食塩、でん粉、しょうゆ、デキストリン、しいたけエキス調味料、こんぶエキス調味料、米醸造調味料、砂糖、香辛料、具(かまぼこ、わかめ、ねぎ)

★添加物　調味料(アミノ酸等)、増粘多糖類、酸化防止剤(ビタミンE)、ベニコウジ色素、カロチン色素

★アレルギー表示　卵、乳、小麦、かに、大豆、鶏肉、豚肉、牛肉、ゼラチン

★栄養成分　(1食6.5gあたり)エネルギー26kcal、たんぱく質1.7g、脂質1.1g、炭水化物2.3g、ナトリウム499mg(食塩相当量1.3g)

じゃがりこ サラダ

使用添加物は少なく、じゃがいもも安全

カルビー

△

「食べだすと止まらない」という人が多い［じゃがりこ］。独特の食感と味つけが特徴です。添加物はそれほど多くありません。乳化剤は、「大豆を含む」とありますが、カルビーによると、「大豆のレシチンのほかに、グリセリン脂肪酸エステル、ショ糖脂肪酸エステルを使っています」とのことです。グリセリン脂肪酸エステルは、脂肪の一種であり、食品にも含まれるものなので、安全性に問題はありません。

ショ糖脂肪酸エステルは、ショ糖（砂糖）と、脂肪の構成成分である脂肪酸を結合させたものです。つまり、いずれも食品として利用されている成分であり、それらを単に結合させたものなので、安全性は高いと考えられます。これまでの動物実験では、ほとんど毒性は認められていません。

ただし、ショ糖脂肪酸エステルを7％含むえさをラットに食べさせた実験では、下痢が見られました。大量に摂取したため、消化しきれなかったようです。

レシチンは、大豆などから抽出された脂質の一種で、乳化作用があるため、チョコレートなどにも使われています。その由来から、安全性に問題はないと考えられます。

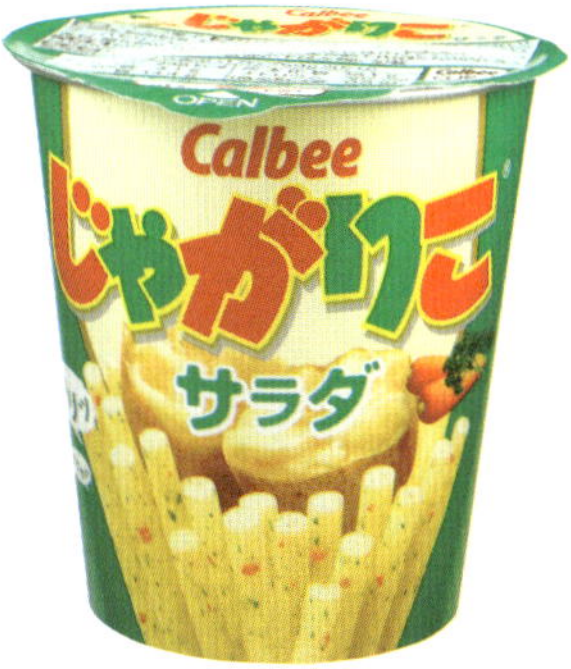

★食品原料　じゃがいも（遺伝子組換えでない）、植物油、脱脂粉乳、粉末植物油脂、食塩、乾燥にんじん、ミルクパウダー、パセリ、こしょう

★添加物　乳化剤（大豆を含む）、調味料（アミノ酸等）、香料、酸化防止剤（V.C）

★栄養成分　（1カップ60gあたり）エネルギー298kcal、たんぱく質4.1g、脂質14.4g、炭水化物38.1g、ナトリウム302mg（食塩相当量0.8g）

なお「じゃがいも（遺伝子組換えでない）」とありますが、遺伝子組み換えじゃがいもは2015年8月現在、8品種が厚生労働省によって安全性の承認を受けており、食品としての輸入や流通が認められています。遺伝子組み換えによって、害虫に食われにくくなったり（害虫抵抗性）、ウイルスに感染しにくくなったり（ウイルス抵抗性）したものです。

ただし、それらのじゃがいもが、日本に輸入されているという実績はないようです。また、日本では遺伝子組み換えじゃがいもは、商業栽培がおこなわれていません。したがって、遺伝子組み換えじゃがいもが原料として使われることはないでしょう。

ポテトチップスのり塩

食べすぎると「中華料理店症候群」になる？

湖池屋

△

ポテトチップスは、「のり塩」「コンソメ」「ガーリック」などたくさんの種類が出ていますが、主に三つの問題があります。まず添加物が多いこと、次にカロリーと塩分が多いこと、そして油で揚げてあるので過酸化脂質ができていることです。そんな中で、添加物が最も少ないのが、のり塩味です。

この製品の場合、調味料（アミノ酸等）のみです。カルビーの「ポテトチップス　のりしお」の原材料も、「じゃがいも（遺伝子組換えでない）、パーム油、米油、食塩、青のり、唐辛子、ごま油、調味料（アミノ酸等）」で、やはり添加物は調味料（アミノ酸等）のみです。

調味料（アミノ酸等）は、L-グルタミン酸Naをメインとしたものです。L-グルタミン酸Naの安全性が問題になったのは、40年以上も前のことです。１９６８年、アメリカのボストン近郊においてでした。当時、その地にあった中華料理店で食事をしていた人たちが、急に顔面や首、腕にかけての灼熱感やしびれ感、さらに動悸やめまい、全身のだるさなどを訴えたのです。

原因が追及されて、その店のワンタンスープに多量に入っていたL-グルタミン酸Naによ

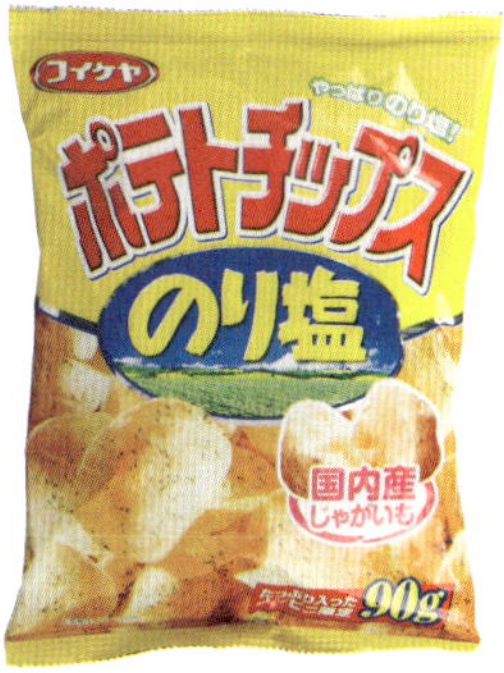

★食品原料　馬鈴薯（遺伝子組換えでない）、植物油、食塩、青のり、あおさ、香辛料、酵母エキスパウダー

★添加物　調味料（アミノ酸等）

★栄養成分　（1袋90gあたり）エネルギー506kcal、たんぱく質3.3g、脂質32.4g、炭水化物50.3g、ナトリウム432mg（食塩相当量1.1g）

るものではないかとされました。

そして、**人間に対する臨床試験がおこなわれ、空腹時に多量のL‐グルタミン酸Naをとった場合、15〜25分後に一部の人で、灼熱感や顔面圧迫感、胸痛などが起こることがわかった**のです。なお、この症状は「中華料理店症候群」と名づけられました。

こんぶに含まれるL‐グルタミン酸Naは微量なので、小腸で消費されます。ところが、加工食品に大量のL‐グルタミン酸Naが添加されていた場合、小腸では消費しきれずに血液中に入って、顔や肩、腕などに灼熱感を起こすと考えられます。ですから、とりすぎには注意しましょう。

ポッキーチョコレート

添加物のほかショートニングにも不安あり

江崎グリコ

△

おそらく、このチョコレートを「知らない」という人はほとんどいないでしょう。小麦粉などで作った細長いビスケット状のものを、チョコレートで包んだお菓子です。ビスケット状のものの原材料は、小麦粉、ショートニング、食塩、イースト、添加物の調味料、膨張剤などです。

調味料は、味つけのために使われ、アミノ酸、核酸、有機酸、無機塩の4種類があります。無機塩は7品目あって、その一つは塩化Kで、ほかはリン酸化合物です。「調味料（無機塩）」という表示しかないので、どれが使われているかはわかりませんが、いずれもそれほど毒性はありません。ただし、リン酸をとりすぎると、カルシウムの吸収が悪くなって、骨がもろくなる心配があります。

膨張剤は、食品をふっくらさせるために使われます。一番よく使われるのは重曹（炭酸水素Na）で、単独で使われるほか、ほかの膨張剤と組み合わせて使われることも多いものです。炭酸水素Naは、胃薬にも使われています。毒性はそれほど強くありませんが、これを使ったビスケットなどを食べると、口に違和感を覚えることがあります。

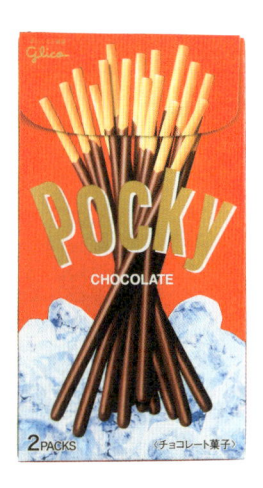

★食品原料　小麦粉、砂糖、カカオマス、植物油脂、全粉乳、ショートニング、モルトエキス、でん粉、食塩、イースト、ココアバター、バター

★添加物　乳化剤、香料、膨張剤、アナトー色素、調味料（無機塩）

★アレルギー表示　原材料の一部に大豆を含む

★栄養成分　（1袋36gあたり）エネルギー181kcal、たんぱく質3.1g、脂質8.1g、炭水化物24.0g、ナトリウム70mg（食塩相当量0.18g）

アナトー色素は、ベニノキ科ベニノキの種子に含まれる黄または橙の色素です。動物実験では、毒性は認められていません。また、乳化剤は、チョコレートに使われていて、水と脂を混じりやすくするためのものですが、具体的に何が使われているのかわかりません。

なお、ショートニングはサクサク感を出すために使われます。植物油脂に水素を結合させて作られたものですが、悪玉脂肪といわれるトランス脂肪酸が多く含まれています。**トランス脂肪酸は、動脈硬化の原因となって、心疾患のリスクを高めることがわかっています。**一般に、ショートニングには14％程度のトランス脂肪酸が含まれているので、とりすぎには注意しましょう。

ベビースターラーメンチキンBIG
過酸化脂質のリスクはスナック菓子の宿命か
おやつカンパニー

△

「子どものころに食べていた」という人は多いと思います。じつは私も食べていました。ただし、当時コンビニはなかったので、もっぱら駄菓子屋《だがしや》さんで買っていましたが……。

添加物の加工デンプン（加工でん粉）は、でん粉に化学処理を施し、酸化でん粉などに変えたもので、全部で11品目あります。以前は単に「でん粉」「澱粉」「デンプン」などと表示され、食品として扱われていました。しかし、本来は添加物として扱われるべきものであり、厚生労働省は２００８年10月、食品添加物として扱うことを都道府県に通知しました。そのため、添加物として「加工でん粉」「加工デンプン」などと表示されるようになったのです。

内閣府の食品安全委員会は、「添加物として適切に使用される場合、安全性に懸念がないと考えられる」といっています。でん粉をもとに作っているので、「安全性は高い」と判断しているようです。しかし、発がん性や生殖毒性に関して試験データのない品目もあるので、すべて安全性が十分に確認されているとはいえません。

また、めんを油で揚げてあるので、油が酸化して有害な過酸化脂質ができている心配があります。酸化防止剤のビタミンＥで防いでいますが、完全に防ぐことはできません。「ベビー

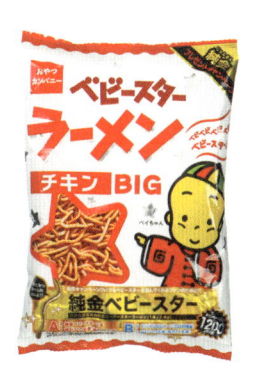

★食品原料　小麦粉、植物油脂、しょうゆ、砂糖、食塩、チキンエキス、たんぱく加水分解物、ミート調味エキス、ミート調味パウダー、酵母エキスパウダー

★添加物　加工デンプン、調味料（アミノ酸等）、酸化防止剤（ビタミンE）

★アレルギー表示　原材料の一部に豚肉、ゼラチンを含む

★栄養成分　（1袋79gあたり）エネルギー404kcal、たんぱく質6.9g、脂質19.9g、炭水化物49.5g、ナトリウム764mg（食塩相当量1.94g）

スターラーメンを食べたら胃がもたれた」という人もいると思いますが、**過酸化脂質と添加物が胃粘膜を刺激したためと考えられます。**また、ナトリウム（塩分）も一緒に刺激した可能性があります。

なお、食品原料として、「ミート調味エキス」や「ミート調味パウダー」、「酵母エキスパウダー」など、よくわからないものが使われています。おやつカンパニーに問い合わせたところ、「ミート調味エキスは、豚肉や鶏肉に圧力をかけて抽出したエキスで、ミート調味パウダーは、それを粉末にしたものです。酵母エキスパウダーは、食用の酵母などのエキスを粉末にしたもので、こくを出すために使っています」とのことでした。

カロリーメイトブロック チーズ味

栄養調整食品の代表だが、じつは異質な存在

大塚製薬

△

この製品が売り出されたのは1983年で、今も栄養調整食品の代表格としてコンビニなどで売られています。カルシウムや鉄、マグネシウムなどのミネラル、およびビタミンA、B_1、B_2、C、D、Eなどの各種ビタミンを、バランスよく含んでいるのが特徴です。

通常、栄養調整食品の場合、添加物の栄養強化剤によってビタミンやミネラルが補給されていますが、この製品はそうではなく、それらは食品原料にもともと含まれているものです。その点では、自然な栄養素からなる食品といえます。

ただし、製品を加工するための添加物がいくつか使われています。カゼインナトリウムは、牛乳に含まれるタンパク質の一種であるカゼインに、ナトリウム（Na）を結合させたものです。したがって、毒性は弱いはずですが、動物に体重1kgあたり5日間連続で0・4〜0・5gを口からあたえると、中毒を起こし、その半数が死亡しました。ナトリウムが毒性を強めているようです。ただし、その由来から、添加物として微量使われている分には、それほど問題はないと考えられます。

カロチノイド色素は、動植物に含まれる黄、橙、赤を示す色素の総称で、トマト色素、パ

プリカ色素（トウガラシ色素）、オレンジ色素、β-カロテン、クチナシ黄色素など多くの種類があります。もともと食品に含まれる色素を抽出したものが多いので、安全性に問題はほとんどありません。**ただし、クチナシ黄色素の場合、ラットに経口投与した実験で、下痢、肝臓から出血、肝細胞の壊死が観察されたということで問題があります。**しかし、「カロチノイド色素」としか表示されない場合があります。

香料については、何が使われているのかわかりませんが、刺激性のない、穏やかな香りのものです。ただし「カロリーメイトブロック メープル味」は、やや強い香りなので、においに敏感な人は注意したほうがよいでしょう。

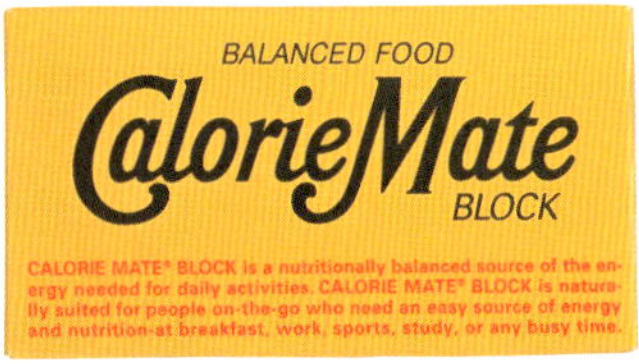

★食品原料　小麦粉、食用油脂、砂糖、ナチュラルチーズ、卵、バター、アーモンド、でん粉、脱脂粉乳、食塩、大豆タンパク、小麦タンパク

★添加物　カゼインナトリウム、加工でん粉、香料、炭酸マグネシウム、乳化剤、カロチノイド色素

★栄養成分　（2本40gあたり）エネルギー200kcal、たんぱく質4.2g、脂質11.1g、糖質20.4g、ナトリウム185mg（食塩相当量0.47g）

エッセルスーパーカップ 超バニラ

明治

安全性にはほとんど問題ないといえる

△

どこのコンビニにも、たいてい置かれている製品です。それだけ人気があるということなのでしょう。また、一般にアイスクリームには、乳化剤や安定剤（増粘多糖類）が使われていますが、この製品には使われていません。使用添加物は、香料とアナトー色素だけです。

アナトー色素には、合成のものと天然のものとがあります。合成のアナトー色素は、ベニノキ科ベニノキの種子や葉に含まれるカロチノイド色素のビキシンを、アルカリ分解して得られたノルビキシンに、カリウムおよびナトリウムを結合させると、ノルビキシンKとノルビキシンNaが得られます。日本では、ノルビキシンKとノルビキシンNaを含む「水溶性アナトー」として規格が定められていて、アナトー色素として使われています。

水溶性アナトーをえさに5％および10％を加えて、ビーグル犬に1年間食べさせた実験では、異常は認められませんでした。また、ラットを使った繁殖試験でも、異常が認められず、突然変異性試験でも陰性でした。

一方、天然のアナトー色素は、ベニノキの種子から抽出された黄、または橙の色素で、主色素は、ビキシンおよびノルビキシンです。ラットに対して、アナトー色素を体重1kgあた

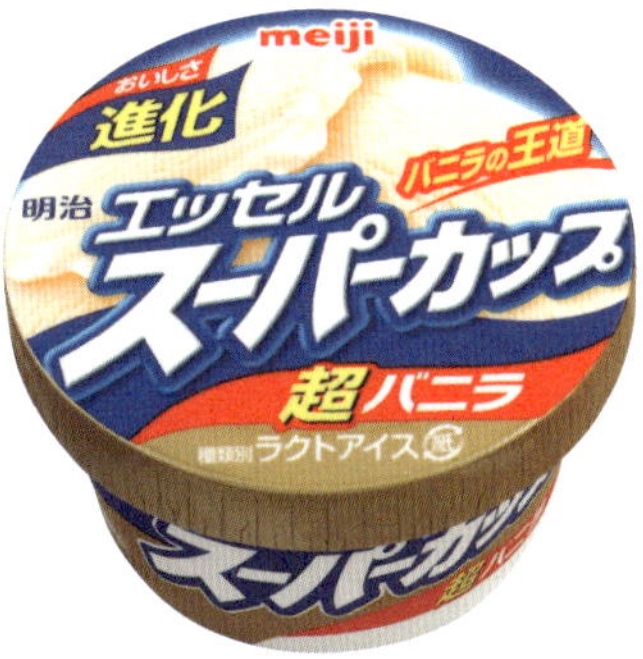

★食品原料　乳製品、植物油脂、砂糖、水あめ、卵黄、ぶどう糖果糖液糖、食塩

★添加物　香料、アナトー色素

★アレルギー表示　卵、乳、大豆

★栄養成分　（1個200mlあたり）エネルギー380kcal、たんぱく質5.9g、脂質23.5g、炭水化物36.3g、ナトリウム91mg（食塩相当量0.23g）

り5・0g経口投与しましたが、死亡例は認められず、解剖でも異常は認められませんでした。急性毒性は弱いといえます。**合成添加物の水溶性アナトーのことを考え合わせると、安全性にほとんど問題はないといえるでしょう。**

香料は、バニラ香料か、バニリンと考えられます。バニラ香料は、バニラ豆から得られた香り成分で、それを真似て化学的に合成されたものがバニリンです。バニラ香料は古くから使われているものなので、香りを出すために微量使われている分には、安全性に問題はないと考えられます。

なお、乳製品とは、生乳から作られるクリームや脱脂乳、脱脂粉乳などの総称です。

プレミアムロールケーキ

コンビニスイーツとしては比較的安全

ローソン

△

ローソンのスイーツの中でも、とくに人気のある製品です。口の中でとろけるようなクリームとしっとりとした食感がウリです。一般にスイーツは添加物が多いのですが、この製品は6種類と少なめです。

ソルビットは、ソルビトールともいいます。糖アルコールの一種で、もともとは果実や海藻などに含まれています。工業的には、ぶどう糖やでん粉から作られています。その由来や動物実験の結果から、安全性は高いと考えられます。ただし、人間が1日に50g以上摂取すると、下痢を起こすことがあります。

ところで、2012年3月、イタリアでソルビトールを摂取した28歳の女性が死亡し、別の女性2人も体調不良を訴えたという事件が起こりました。米穀物商社のカーギルが生産したものでしたが、この事件によって「ソルビトールは危険」という風評が世界中に広がりました。しかし、あとになって、それらの女性が摂取したのはソルビトールではないことが判明しました。じつはハムなどに添加されている亜硝酸Naであったのです。

膨張剤は、食品をふっくらさせるために使われます。一番よく使われるのは重曹（炭酸水素Na）で、単独で使われるほか、ほかの膨張剤と組み合わせて使われることも多いものです。**炭酸水素Naは、胃薬にも使われています。毒性はそれほど強くありませんが、これを使ったビスケットなどを食べると、口に違和感を覚えることがあります。**

香料は刺激性の弱いものなので、においに敏感な人でも、気分が悪くなるなどの心配はないでしょう。なお、クリームとは、全乳から脂肪分を分離させて集めたものです。

また、異性化液糖とは、ぶどう糖果糖液糖のことです。でん粉からぶどう糖を作り、それをより甘味の強い果糖に変化させることを「異性化」といいます。そのため、異性化液糖とも呼ばれているのです。

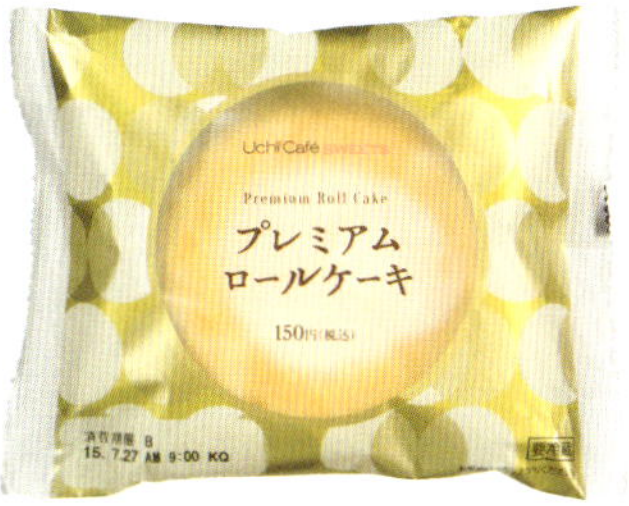

★食品原料　クリーム、卵、糖類（砂糖、砂糖混合異性化液糖）、植物油脂、小麦粉、バター、マーガリン、脱脂粉乳

★添加物　乳化剤、ソルビット、膨張剤、香料、pH調整剤、カロチノイド色素

★アレルギー表示　原材料の一部に大豆を含む

★栄養成分　（1包装あたり）エネルギー222kcal、たんぱく質2.6g、脂質17.6g、炭水化物13.3g、ナトリウム41mg（食塩相当量0.091g）

△ 北海道産小豆使用のどら焼

多少は不安だが、食べすぎなければ大丈夫か

セブンプレミアム（米屋）

どら焼きは、卵を使っているので栄養価が高く、エネルギーもあります。この製品は、たんぱく質が4・6g、エネルギーは260kcalです。

添加物の膨張剤は、ベーキングパウダーともいいます。炭酸水素Na、炭酸水素アンモニウム、塩化アンモニウムなど40品目程度あります。一番よく使われているのは炭酸水素Naですが、単独よりもほかの膨張剤と組み合わせて使われることが多くなっています。

毒性の強いものはそれほど見当たりませんが、塩化アンモニウム（イーストフードとしても使われている）は例外で、ウサギに口から2gをあたえた実験では10分後に死亡しているので、毒性が強いといえます。

ただし、どれが使われても「膨張剤」としか表示されません。膨張剤が使われた食品を食べると、人によっては口に違和感を覚えたり、胃部不快感を覚えたりすることもあります。

乳化剤は、水と油を混じりやすくするものですが、製造者の米屋に問い合わせると「ショ糖脂肪酸エステルを使っています」という答えでした。ショ糖脂肪酸エステルは、ショ糖（砂糖）と、脂肪の構成成分である脂肪酸を結合させたものです。つまり、いずれも食品として

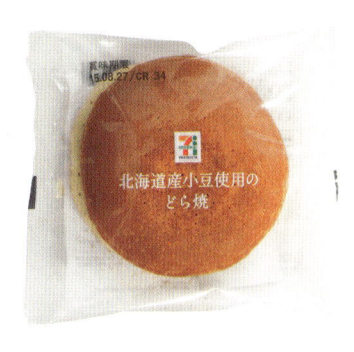

★食品原料　砂糖、小麦粉、小豆、鶏卵、水飴、還元水飴、味醂、蜂蜜

★添加物　膨張剤、乳化剤

★栄養成分　(1個あたり)エネルギー260kcal、たんぱく質4.6g、脂質0.9g、炭水化物58.3g、ナトリウム38mg(食塩相当量0.097g)

利用されている成分であり、それらを単に結合させたものなので、安全性は高いと考えられます。これまでの動物実験では、ほとんど毒性は認められていません。**ただし、ショ糖脂肪酸エステルを7%含むえさをラットに食べさせた実験では、下痢が見られました。大量に摂取したため、消化しきれなかったようです。**

還元水あめは、水あめに水素を結合させて作った糖アルコールです。吸収率が低いので血糖値が上がりにくく、低カロリーという特徴があります。ただし、とりすぎると下痢を起こすことがあります。

なお、「味醂」は煮物などによく使われるみりんです。

三ツ矢サイダー

使用添加物の少ない明治以来の伝統飲料

アサヒ飲料

△

「三ツ矢サイダー」の原型である「三ツ矢平野水」が発売されたのは、なんと1884（明治17）年のことです。その後、何度か名称を変えながら、現在の製品にいたっています。コーラの登場によって人気は衰えましたが、シンプルな炭酸飲料として、今でもコンビニなどで売られています。

添加物は、香料と酸味料のみです。香料は、合成が約150品目、天然が約600品目もあり、それらを数品目、あるいは数十品目組み合わせて独特のにおいが作られていますが、その製法は企業秘密です。合成香料の中には、毒性の強いものがいくつかあります。しかし、それが使われていたとしても「香料」としか表示されないので、消費者にはわかりません。

刺激性の強い香料の場合、においに敏感な人は、気分が悪くなることがありますが、「三ツ矢サイダー」に使われている香料は、刺激性の低いものなので、心配はないでしょう。

酸味料は、その名の通り酸味を出すために添加されるもので、クエン酸や乳酸など25品目程度あります。毒性の強いものは見当たりませんが、どれが使われても「酸味料」としか表示されません。

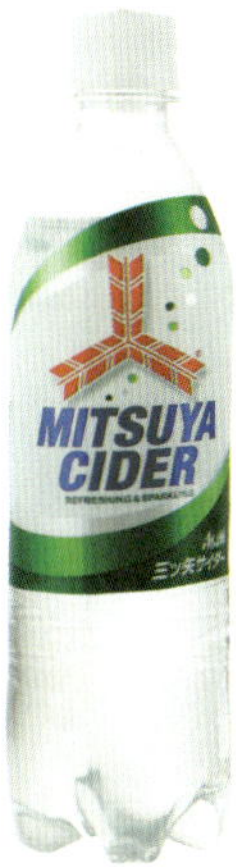

★食品原料　砂糖類（果糖ぶどう糖液糖、砂糖）

★添加物　香料、酸味料

★栄養成分　（100ml あたり）エネルギー42kcal、たんぱく質0g、脂質0g、炭水化物11g、ナトリウム3〜13mg（食塩相当量0.008〜0.033g）

なお、果糖ぶどう糖液糖は、果糖とぶどう糖が混じった液状の糖です。まずでん粉を分解してぶどう糖を作りますが、ぶどう糖は甘味が弱いので、酵素を使って甘味の強い果糖に変化させます。そのため、ぶどう糖と果糖が混じった状態になるのです。果糖の割合が50％以上のものを果糖ぶどう糖液糖、50％未満のものをぶどう糖果糖液糖といいます。

この製品には1本（500ml）あたり約50gの糖分が含まれているので、何日かに分けて飲んだほうがよいでしょう。ちなみに、「三ツ矢サイダー ゼロ」の原材料は、「食物繊維（還元難消化性デキストリン）、香料、酸味料、甘味料（アセスルファムK、ステビア）」であり、アセスルファムKが入っているので、おすすめできません。

ポカリスエット

危険度は高くないが水代わりにはならない

大塚製薬

△

日本で最初に売り出されたスポーツドリンクで、今も不動の地位を占めている感があります。「運動した後に飲んでいる」という人も多いと思います。ナトリウムイオンやカリウムイオンなどの電解質が水に溶けていて体液に近いので、体に吸収されやすく、すみやかにミネラル類や糖分を補給できるので、汗をかいた後はとくにおいしく感じるのです。

この製品には、ナトリウム、カリウム、カルシウム、マグネシウムなどのミネラル類が含まれていますが、これらは塩化Kや乳酸Caなどの添加物が水に溶けたものです。

塩化Kについては、人間が大量に摂取すると、消化器を刺激して、嘔吐《おうと》、血圧上昇、不整脈などを起こします。ただし、添加物として微量使われている場合は、それほど問題がないと考えられます。

乳酸Caは、乳酸にカルシウムを結合させたものです。主に栄養を強化する目的で使われますが、うま味を増したり、膨張剤として使われたりすることもあります。動物実験では、毒性は認められていません。乳酸は、ヨーグルトや乳酸菌飲料に含まれるものであり、カルシウムは骨の成分であることから、乳酸Caの安全性は問題ないと考えられます。

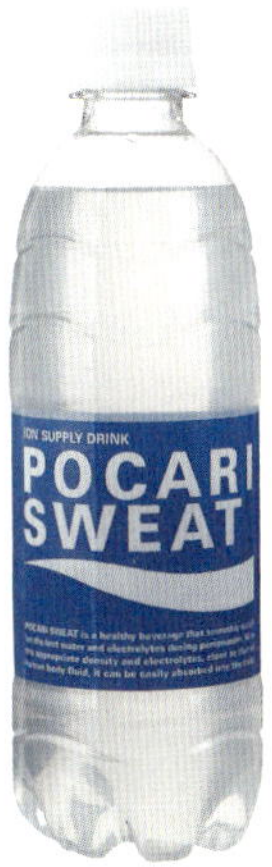

★食品原料　砂糖、果糖ぶどう糖液糖、果汁、食塩

★添加物　酸味料、香料、塩化K、乳酸Ca、調味料（アミノ酸）、塩化Mg、酸化防止剤（ビタミンC）

★栄養成分　（100mlあたり）エネルギー25kcal、たんぱく質0g、脂質0g、炭水化物6.2g、ナトリウム49mg（食塩相当量0.12g）

塩化Mgは、豆腐の製造に使われるにがり（苦汁）の主成分です。海水から食塩（塩化Na）を製造する際に、食塩を取り除いた後に残る液体がにがりです。塩化Mgは食塩にも微量含まれており、その由来からも安全性に問題はないと考えられます。

ただし、糖分が含まれているので、水代わりに飲むのはやめたほうがよいでしょう。なお、「ポカリスエット イオンウォーター」の原材料は、「果糖、果汁、砂糖、食塩、オリゴ糖、ラカンカエキス、酸味料、香料、塩化K、乳酸Ca、塩化Mg、調味料（アミノ酸）、甘味料（スクラロース）、酸化防止剤（ビタミンC）」で、スクラロースが入っているのでおすすめできません。

午後の紅茶 ストレートティー

最高級の茶葉に香料を添加する違和感

キリンビバレッジ

△

「飲んだことがある」という人が多いと思います。飲んだことはない人でも、おそらく名前は知っているでしょう。

この製品には、スリランカのディンブラという紅茶が使われています。標高1200m以上の高地で栽培されるセイロン茶で、最高級品とされています。バラに似た香りがして、まろやかな苦味があるといわれます。

また、砂糖類の量を減らして、甘さをおさえています。100mlあたり糖質（炭水化物）は4gなので、1本飲んでも20gです。エネルギーも1本あたり80kcalと少なめです。

添加物のビタミンCは、栄養強化というよりは、紅茶の成分が酸化して、味や香りが変化するのを防ぐために添加されています。ただし、安全性に問題はありません。残念なのは、「香料」を添加し、しかも何を使っているのか表示していないことです。

香料は、合成が約150品目、天然が約600品目もあって、それらを数品目、あるいは数十品目組み合わせて独特のにおいが作られています。合成香料の中には毒性の強いものがあり、天然香料も安全性の疑わしいものがあります。ですから、きちんと表示して消費者が安心して飲めるようにしてほしいのですが、そうはなっていないのです。

栓を開けると、刺激性の低い、比較的自然な香りが漂《ただよ》ってくるので、においに敏感な人でも気分が悪くなるということはないと思いますが、**高級紅茶を使っていることをウリにしているのなら、香料を使わずに、紅茶の香りだけで勝負してもらいたいものです。**

なお「午後の紅茶 レモンティー」の原材料は、「砂糖類（果糖ぶどう糖液糖、砂糖）、紅茶（ヌワラエリア15％以上）、レモン果汁、酸味料、香料、ビタミンC」、「午後の紅茶 ミルクティー」は、「牛乳、砂糖、紅茶（キャンディ80％）、全粉乳、脱脂粉乳、デキストリン、食塩、乳化剤、香料、ビタミンC」で、どちらもやはり香料が添加されています。

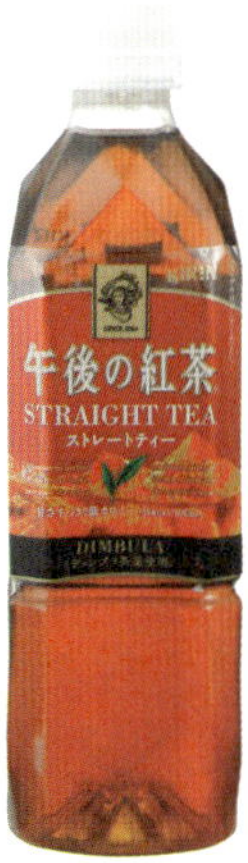

★食品原料　砂糖類（果糖ぶどう糖液糖、砂糖）、紅茶（ディンブラ100％）

★添加物　香料、ビタミンC

★栄養成分　（100mlあたり）エネルギー16kcal、たんぱく質0g、脂質0g、炭水化物4g、ナトリウム6mg（食塩相当量0.015g）

ポッカコーヒー

香料は入っていないが乳化剤は入っている

ポッカサッポロフード&ビバレッジ

△

古くから売られている缶コーヒーで、缶には「ｓｉｎｃｅ１９７２」とあります。それだけ支持されているということでしょうか。原材料は、牛乳、砂糖、コーヒー、乳化剤とシンプルで、香料が添加されていないのが特徴です。

コーヒーは、その独特の香りが命ですが、缶コーヒーの場合、製造の段階でどうしてもコーヒーの香りが失われてしまいます。そこで、香料を添加した製品が多いのです。

しかし、香料を添加すると、不自然で刺激的な香りになってしまうことが多く、「コーヒー通」の人にとっては、耐え難い飲みものになってしまいます。その点、この製品には香料が入っていないので、刺激的なにおいはありません。

また、牛乳が使われているため、ほかの缶のミルクコーヒーに比べて、さっぱりした味になっています。「缶コーヒーのドロッとした感じが嫌だ」という人には、おすすめです。

なお、添加物の乳化剤は、水と油など混じりにくい液体を、混じりやすくするためのものです。合成添加物の乳化剤は、グリセリン脂肪酸エステル、ショ糖脂肪酸エステル、ソルビタン脂肪酸エステル、ステアロイル乳酸Ca、ステアロイル乳酸Na、オクテニルコハク酸デン

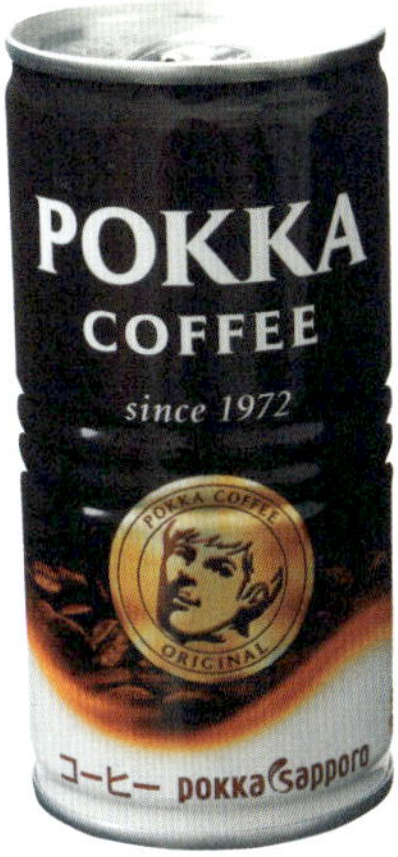

★食品原料　牛乳、砂糖、コーヒー
★添加物　乳化剤
★栄養成分　（100gあたり）エネルギー36kcal、たんぱく質0.3〜0.9g、脂質0.1〜0.7g、炭水化物7.5g、ナトリウム31mg（食塩相当量0.079g）

プンNa、プロピレングリコール脂肪酸エステル、ポリソルベート20、ポリソルベート60、ポリソルベート65、ポリソルベート80があります。

前の5品目はもともと食品に含まれているか、またはそれに近い成分なので、安全性にほとんど問題はありません。しかし、オクテニルコハク酸デンプンNaは、安全性が十分に確認されていません。

さらに、残りの5品目については、安全性に問題があります。とくにポリソルベート60とポリソルベート80については、動物実験の結果から発がん性が疑われています。ただし、「乳化剤」という一括名しか表示されないので、どれが使われているのかわかりません。

オロナミンCドリンク
唯一の懸念材料は香料の正体

大塚製薬

代表的な栄養ドリンクで、どこのコンビニでも売られています。1本113円（税込）と安いので、人気があるようです。ただし、この製品はあくまで食品の部類に入ります。つまり、医薬品でも医薬部外品でもないので、効能・効果をうたえません。そのため、「おいしいですよ」とか、「元気ハツラツ」といった、効能とはあまり関係のないウリ文句がテレビCMなどで流れているのです。法律上はあくまで食品なのですが、ビタミンやアミノ酸等の栄養成分をいくつも添加しているので、実際にはドリンク剤に近いといえます。**添加物についてほ、ほとんどが栄養強化剤、すなわち栄養を補給するためのものです。**

添加物は、通常食品の保存性を高めたり、酸化を防いだり、加工しやすくするなど、食品メーカーにとって都合のよいものです。ところが、栄養強化剤は、ビタミンやミネラル、アミノ酸などの栄養素を補給するためのもので、消費者にとってプラスになるものです。しかも、もともとは食品に含まれる栄養成分なので、安全性の高いものが多いのです。そのため、添加しても、表示が免除されています。つまり、表示しなくてもよいのです。ただし、栄養を強化したことを消費者にアピールしたい場合は、表示することができます。

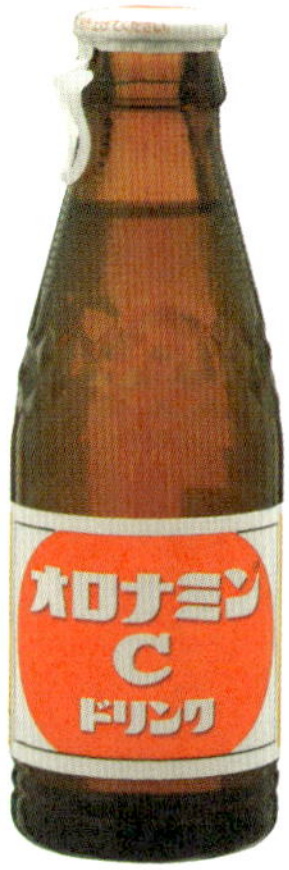

★食品原料　糖類（砂糖、ぶどう糖果糖液糖）、ハチミツ、食塩

★添加物　香料、ビタミンC、クエン酸、カフェイン、ナイアシンアミド、ビタミンB_6、ビタミンB_2、溶性ビタミンP、イソロイシン、トレオニン、フェニルアラニン、グルタミン酸Na

★栄養成分　（1瓶120ml あたり）エネルギー79kcal、たんぱく質0g、脂質0g、炭水化物19g、ナトリウム1~3mg（食塩相当量0.0025～0.0076g）、ビタミン$B_2$2.4mg、ビタミン$B_6$4.9mg、ナイアシン12mg、ビタミンC220mg

使用されている添加物は、「ナイアシンアミド」から「溶性ビタミンP」まではビタミン類、「イソロイシン」以降はアミノ酸類です。ビタミンB_2の１日所要量は１・０～１・２mgなので、１本で十分に満たしています。同じくビタミンB_6は１・２～１・６mgであり、これも満たしています。同じくナイアシンが13～17mg、ビタミンCが１００mgなので、これらもほぼ満たしています。また、「イソロイシン」「トレオニン」「フェニルアラニン」は必須アミノ酸（体内で作ることができず、食品からとる必要があるアミノ酸）です。

このほか、カフェインは覚醒作用があるので、添加していると考えられます。なお、香料に何が使われているのかわからない点が気になるところです。

レッドブル エナジードリンク

これ一本でパワーアップは不可能

レッドブル・ジャパン

最近、いわゆるエナジードリンクの人気が高まっていて、コンビニにはズラッと並んでいます。「元気になりたい」「パワーアップしたい」という人が、それだけ多いということなのでしょうか。この製品は、日本で最初に売り出されたエナジードリンクです。

人間や動物をパワーアップさせるイメージのテレビＣＭで知られるこの製品。缶には、「アルギニン配合　ココロ、カラダ、みなぎる。」とあり、「パフォーマンスを発揮したい時のために開発されました」と、よく意味のわからない言葉が。効果をはっきりうたうと、医薬品医療機器等法に違反するので、こんな曖昧な表現を使っているのです。なお、値段は、１缶（１８５ml）が税込みで２００円前後と、通常の清涼飲料より高めです。

この製品のエナジードリンクたるゆえんは、表示にもあるようにアルギニンを含んでいることです。アルギニンはアミノ酸の一種であり、添加物の栄養強化剤の一つでもあります。国立健康・栄養研究所の『健康食品』の安全性・有効性情報」によると、勃起《ぼっき》不全に対する経口摂取での有効性が検討されていて、勃起不全患者にアルギニンを１日５ｇ摂取してもらったところ、性機能が自覚的に改善したという報告があるといいます。

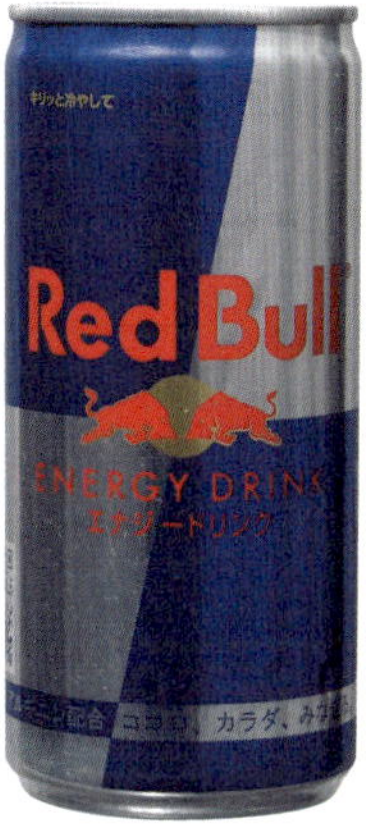

★食品原料　砂糖類（砂糖、ぶどう糖）

★添加物　酸味料、香料、L-アルギニン、カフェイン、着色料（カラメル）、イノシトール、ナイアシン、パントテン酸Ca、V.B_6、V.B_2、V.B_{12}

★栄養成分　（100mlあたり）エネルギー46kcal、たんぱく質0g、脂質0g、炭水化物10.7g、ナトリウム80mg（食塩相当量0.2g）、アルギニン120mg（0.12g）

しかし、この報告では、5g以下の用量では効果がなかったといいます。**「レッドブル」1本に含まれるアルギニンの量は、わずか0・12gにすぎません。これでは、パワーアップにはほど遠いといえるでしょう。**

イノシトールからV・B_{12}までは、栄養強化剤なので安全性に問題はありません。しかし、酸味料については、何が使われているのか明記されていないので、不安要素となっています。

また、甘ったるい、刺激性のある香料が添加されているので、においに敏感な人は、気分が悪くなる心配があります。カフェインも含まれています。さらに、着色料のカラメル（カラメル色素）が使われているので、飲まないほうがよさそうです。

ウイダーinゼリー エネルギーマスカット味

ゲル化剤には安全性が不確かなものも

森永製菓

△

かつてタレント・木村拓哉を起用したテレビCMが盛んに流れていた製品です。SMAPの人気が下火になったせいか、そのCMは流れなくなりましたが、今でもコンビニで販売されています。

添加物は、ほとんどが栄養強化剤ですが、それ以外のものもあります。ゲル化剤は、ゲル状のとろみをつけるためのもので、増粘多糖類が使われています。これは、天然添加物の一種で、樹木、海藻、豆、細菌、酵母などから抽出された粘性のある多糖類です。キサンタンガム、グァーガム、キダチアロエ抽出物など30品目以上あり、全般的にそれほど毒性の強いものは見当たりません。

ただし、カラギーナン（がんを促進させる）、トラガントガム（発がん性の疑い）、ファーセレラン（催奇形性の疑い）など、中には安全性の不確かなものもあります。

クエン酸は、酸味料の代表格で、数多くの食品に使われています。もともとみかんやレモンなどのかんきつ類に含まれている酸であり、化学的に合成されたものが、食品添加物として使われているのです。もともと食品に含まれている酸なので、安全性に問題はありません。

また、クエン酸Naは、クエン酸にNa（ナトリウム）を結合させたものです。安全性について問題となるようなデータは見当たりませんが、ナトリウム（塩分）をとることになるので、高血圧の人は注意したほうがよいでしょう。

香料は、刺激的で人工的なにおいのするものが使われています。おそらく、合成香料が使われていると思われます。においに敏感な人の場合、気分が悪くなる心配があります。

なお、主原料のマルトデキストリンは、ぶどう糖が数個結びついた糖質の一種で、でん粉を分解したときに作られます。でん粉よりも消化されやすく、それでいて糖分と違い急激に血糖値を上げることがないという特徴があります。

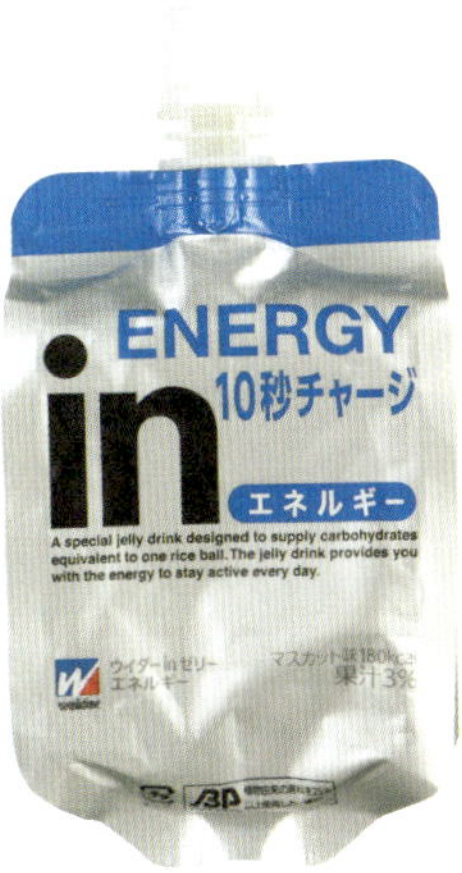

★**食品原料**　マルトデキストリン、果糖ぶどう糖液糖、マスカット果汁

★**添加物**　ゲル化剤（増粘多糖類）、乳酸Ca、クエン酸、V.C、クエン酸Na、香料、塩化K、乳化剤、パントテン酸Ca、ナイアシン、V.E、$V.B_1$、$V.B_2$、$V.B_6$、V.A、葉酸、V.D、$V.B_{12}$

★**アレルギー表示**　原材料に含まれるアレルギー物質（27品目中）は使用していません

★**栄養成分**　（1袋180gあたり）エネルギー180kcal、たんぱく質0g、脂質0g、炭水化物45g、ナトリウム43mg（食塩相当量0.11g）

キユーピーマヨネーズ

食品原料だけでも作れるのに……

キユーピー

コンビニには、調味料はそれほど置かれていませんが、この製品はどこのコンビニでも売られています。それだけ需要が多いということなのでしょう。

マヨネーズの主な原料は、卵黄、植物油、塩、香辛料で、それらを混ぜ合わせて泡立てます。油と水は混じりにくいのですが、卵黄には乳化作用のあるレシチンが豊富に含まれているので、混じり合ってクリーム状になるのです。これが、いわゆるマヨネーズです。マヨネーズについてはＪＡＳ規格があって、保存料と着色料は一切使えないことになっています。色をごまかしてはいけないということでしょう。

卵をたくさん使っているので、一見腐りやすそうですが、マヨネーズには保存料が使われていないにもかかわらず、長期間腐ることがありません。これは、醸造酢《じょうぞうす》の働きによるものです。酢には酢酸が含まれていて、それには強い殺菌作用があります。また、マヨネーズには通常植物油が65％以上含まれており、これは腐りません。そのため、酢と塩の量を調節することで、腐敗を防ぐことが可能なのです。

マヨネーズは、植物油脂や卵黄、醸造酢、食塩などの食品原料だけで十分製造できると思うのですが、この製品には、調味料（アミノ酸）が添加されています。**各メーカーは「L-グルタミン酸Naを添加しないと売れない」という呪縛《じゅばく》にとらわれているのかもしれません。**なお、香辛料抽出物は、コショウやニンニクなど一般に香辛料として利用されているものから、特定の成分を抽出したものです。その由来から、安全性に問題はないと考えられます。

ちなみに、「キユーピーハーフ」の原材料は、「食用植物油脂（大豆を含む）、卵、醸造酢（りんごを含む）、食塩、砂糖類（砂糖、水あめ）、増粘多糖類、調味料（アミノ酸）、香辛料、たん白加水分解物、香辛料抽出物」です。カロリー（エネルギー）が「キユーピーマヨネーズ」の半分というのがウリですが、増粘多糖類が添加されています。

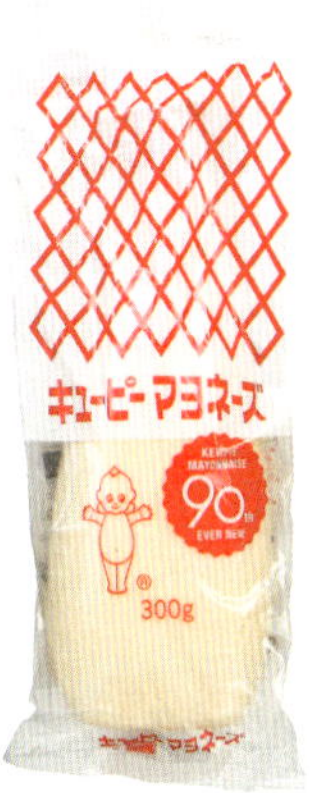

★食品原料　食用植物油脂（大豆を含む）、卵黄、醸造酢（りんごを含む）、食塩、香辛料

★添加物　調味料（アミノ酸）、香辛料抽出物

★アレルギー表示　卵、大豆、りんご

★栄養成分　（大さじ約1杯15gあたり）エネルギー100kcal、たんぱく質0.4g、脂質11.2g、炭水化物0.1g、ナトリウム105mg（食塩相当量0.3g）

ミツカン 味ぽん

どうして自然な味にできないのか

ミツカン

△

おそらく日本で一番有名なぽん酢といえるでしょう。独特のすっぱさが特徴ですが、その味を作り出しているのは、かんきつ果汁、醸造酢、そして、添加物の酸味料です。酸味料は、その名の通り酸味を出すために添加されるもので、クエン酸や乳酸など25品目程度あります。毒性の強いものは見当たりませんが、どれが使われても「酸味料」としか表示されません。

このほか、香料が使われています。香料は、合成が約１５０品目、天然が約６００品目もあり、それらを数品目、あるいは数十品目組み合わせて独特のにおいが作られていますが、その製法は企業秘密になっています。合成香料の中には毒性の強いものがあり、サリチル酸メチルは、２％含むえさをラットに食べさせた実験で、49週ですべてが死亡しました。

また、ベンズアルデヒドは、マウスに１日に体重１kgあたり０・２～０・６ｇを週５日２年間投与した実験で、前胃の腫瘍発生率を増加させました。このほか、フェノール類、イソチオシアン酸アリル、エーテル類なども毒性があります。

天然香料も安全性の疑わしいものがあります。たとえば、「コカ（ＣＯＣＡ）」。麻薬の原料となる植物のコカです。このほか聞きなれないものがたくさんあります。しかし、「香料」としか表示されないため、どれが使われているのかわかりません。

調味料（アミノ酸等）は、L‐グルタミン酸Naをメインとしたものです。L‐グルタミン酸Naは、もともとはこんぶに含まれるうま味成分で、現在はサトウキビなどを原料に発酵法によって製造されています。**動物実験では毒性はほとんど見られていませんが、人間が一度に大量に摂取すると、腕や顔に灼熱感を覚えたり、動悸を感じたりすることがあります。**

できれば酸味料や香料などの添加物は使わず、自然な味にしてもらいたいものです。

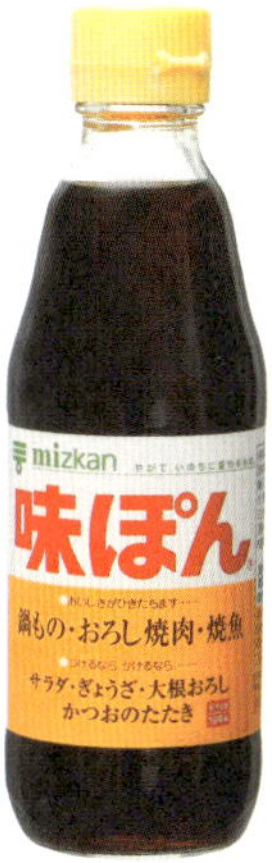

★食品原料　本醸造しょうゆ、果糖ぶどう糖液糖、かんきつ果汁、醸造酢、食塩

★添加物　調味料（アミノ酸等）、酸味料、香料

★アレルギー表示　原材料の一部に小麦を含む

★栄養成分　（大さじ1杯15mlあたり）エネルギー11kcal、たんぱく質0.71g、脂質0g、炭水化物2.0g、ナトリウム550mg（食塩相当量1.4g）

ほんだし

本当のだしというより、添加物の塊

味の素

△

「ほんだし」とは、実にうまいネーミングといえます。「本当のだし」と勘違いをさせるものだからです。しかし、実際には「本当のだし」とはほど遠い製品なのです。

「本当のだし」というからには、こんぶやかつお、にぼしなどからとった「だし」でなければならないはずです。しかし、この製品はそれとはまったく違うのです。

それは、原材料をよく見れば一目瞭然です。この製品の原材料名欄には「調味料（アミノ酸等）、食塩、砂糖類（砂糖、乳糖）……」と、調味料（アミノ酸等）が最初に書かれています。一般に原材料名欄には、最初のほうに食品原料が書かれ、次に添加物が書かれています。原材料の中では、量的には当然ながら食品原料が多く使われ、添加物の量は少ないからです。

ところが、「ほんだし」の場合、添加物の調味料（アミノ酸等）が食品原料よりも多いため、最初に書かれているのです。つまり、L‐グルタミン酸Naの塊のようなものなのです。これでは、とても「本当のだし」とはいえないでしょう。

L‐グルタミン酸Naはもともとこんぶのうま味成分ですが、こんぶにはほかにたんぱく質やミネラル、ビタミンなどが含まれています。こんぶを煮出すとそれらが溶け出し、独特のうま味を出しているのです。もちろん、こんぶからはL‐グルタミン酸Naも溶け出しますが、それは微量なため、人間が摂取しても腸ですぐに消費されて、血液中に入ることはありません。ですから、灼熱感や動悸といった症状を引き起こすことがないのです。

ところが、［ほんだし］には**L‐グルタミン酸Naが多く含まれるため、舌に残るような刺激的な味がして、また、多量に使った場合、腸で消費しきれずに血液中に入り込んで、症状を引き起こす**と考えられます。なお、小麦たん白発酵調味料は、小麦から得られるたんぱく質を発酵させたもので、たんぱく質が分解したアミノ酸やペプチド（アミノ酸がいくつか結合したもの）などが混じったものです。

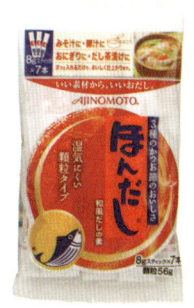

★食品原料　食塩、砂糖類（砂糖、乳糖）、風味原料（かつおぶし粉末、かつおエキス）、酵母エキス、小麦たん白発酵調味料

★添加物　調味料（アミノ酸等）

★栄養成分　（みそ汁1杯分1gあたり）エネルギー2.3kcal、たんぱく質0.27g、脂質0g、炭水化物0.31g、ナトリウム160mg（食塩相当量0. 42g）

だし入り料亭の味

原材料に添加物が使われている可能性も

マルコメ

△

「だしがいらないので便利」ということで、だし入りみそを使っている人も少なくないでしょう。しかし、だし入りみそにはどうも賛成できません。というのも、本来みそ汁は、だしを入れて作るものですし、常に同じだしが入ったみそを使っていたのでは、いつも同じような味になってしまうからです。この製品に使われている「だし」は、かつおエキス、かつお節粉末、昆布エキスで、さらに調味料(アミノ酸等)が添加されています。

一般にかつおエキスや昆布エキスなどのエキス類は、かつお節や昆布などをお湯で煮出して溶け出たエキス分を濃縮したものです。ただし、製造の過程で添加物が使われるケースがあります。しかし、使われた場合でも、キャリーオーバーという考え方で、その添加物が表示されない場合があるのです。

キャリーオーバーとは、原材料にもともと含まれている添加物のことで、表示が免除されているのです。たとえば、せんべいを作るには通常、米、しょうゆが使われますが、この際しょうゆに保存料が添加されていることがあります。

しかし、最終製品のせんべいに、この保存料がほとんど残らず、保存の効果を発揮しない

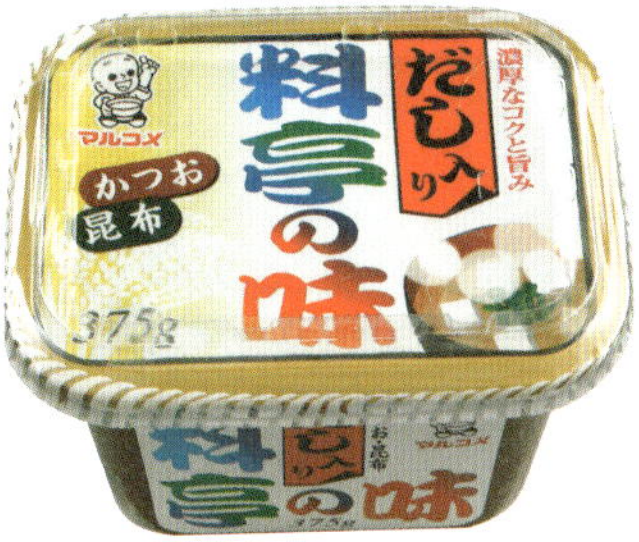

★食品原料　大豆(遺伝子組換えでない)、米、食塩、かつおエキス、かつお節粉末、昆布エキス

★添加物　調味料(アミノ酸等)、酒精

★栄養成分　(100gあたり)エネルギー189kcal、たんぱく質11.4g、脂質5.5g、炭水化物23.4g、ナトリウム4.6g(食塩相当量11.8g)

とメーカーが判断すれば、原材料名に「保存料」という表示をしなくてもいいのです。これが、キャリーオーバーです。

ただし、残るか残らないか、あるいは残っても効果を発揮するかどうかの判断は微妙であり、メーカーのさじ加減で、表示することもしないこともできるのです。

添加物の調味料(アミノ酸等)は、L‐グルタミン酸Naをメインとしたものですが、あまりにも多くの食品に使われているため、味の画一化と、それが入っていないと「おいしくない」と感じてしまう、いわゆる「味音痴」を生み出しています。みそは毎日使うものなので、とくに「味音痴」が生まれやすいといえるでしょう。

生わさび

便利な製品の陰に添加物あり

ヱスビー食品

△

「チューブ入りわさびは便利なので使っている」という人も少なくないと思います。以前は粉わさびを水で溶いて、わさびを作らなければならず、また、たいてい余るので困りものでした。そんな煩《わずら》わしさをなくしたのが、チューブ入りわさびです。ただし、練り状にしたり、保存性を高めたりするために添加物が必要なのです。

この製品には、全部で5種類の添加物が使われています。ソルビットは、ソルビトールともいいます。糖アルコールの一種で、もともとは果実や海藻などに含まれている甘味成分です。工業的には、ぶどう糖やでん粉から作られています。甘味があるほか、水分を保持して、乾燥を防ぐ働きがあります。その由来や動物実験の結果から、安全性は高いと考えられます。ただし、人間が1日に50g以上摂取すると、下痢を起こすことがあります。

セルロースは、植物の細胞壁を構成する成分で、サツマイモや海藻などから得られたものであり、一般飲食物添加物の一つです。その由来から、安全性に問題はないと考えられます。ただし、パルプまたは綿を均質化処理し、微小繊維状《びしょうせんいじょう》にして得られた「微小繊維状セルロース」、またはパルプを酸で分離し、非結晶《ひけっしょう》領域を除いて得られた「微結晶性セルロース」も、

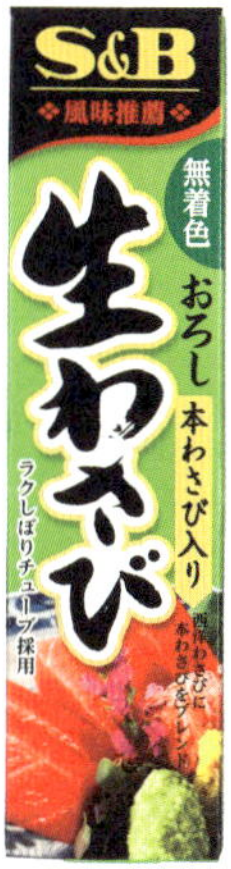

★食品原料　西洋わさび、本わさび、コーン油、砂糖、食塩、でん粉

★添加物　ソルビット、セルロース、香料、酸味料、増粘剤（キサンタン）

★栄養成分　表示なし

セルロースという表示が認められています。**これらは天然添加物（既存添加物）の一種ですが、安全性がまだ十分に確認されていない状態です。**「セルロース」という表示だけでは、どれが使われているのかわかりません。

増粘剤のキサンタン（キサンタンガム）は、細菌のキサントモナス・キャンペストリスの培養液から得られた多糖類です。健康な男性5人に、1日に10・4〜12・9g（3回に分けて）のキサンタンガムを23日間あたえたところ、血液、尿、免疫、善玉コレステロールなどに影響は見られず、総コレステロールが10％減っていました。この結果とキサンタンガムが多糖類であることを考え合わせると、人間への悪影響はほとんどないと考えられます。

かつお節のうま味が香るつゆ

L－グルタミン酸Naの呪縛がここにも

セブンプレミアム
（正田醤油）

△

めんつゆは、とても便利な製品です。そばにしても、うどんやそうめんにしても、めんつゆがあれば簡単に食べられるからです。この製品の場合、「未凍結かつお節と本醸造醤油を使用」とあります。また「3倍濃縮」なので、一回の使用量が少なくてすみます。値段も500mlで204円（税込）と手頃です。

使われている添加物は、アルコールと調味料（アミノ酸等）です。アルコールは、エチルアルコールのことで、一般飲食物添加物です。一般飲食物添加物とは、一般に食品として利用されているものを添加物の目的で使用するというもので、アカキャベツ色素や大豆多糖類など、全部で約100品目がリストアップされています。

エチルアルコールは、でん粉や糖蜜《とうみつ》を糖化して発酵させた後、蒸留して得られたものです。ビールや日本酒、焼酎などにも含まれるものなので、安全性に問題はありません。ただし、アルコールアレルギーの人は、注意する必要があるかもしれません。

なお、アルコールは、食品原料の「しょうゆ（本醸造）」にもともと添加されていて、それを表示していると考えられます。

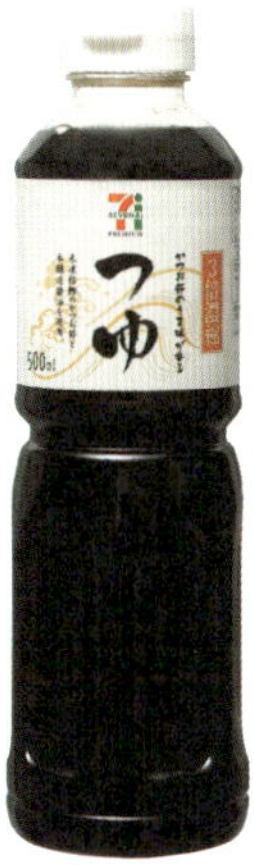

★食品原料　しょうゆ（本醸造）、果糖ぶどう糖液糖、食塩、砂糖、かつおぶし、みりん、酵母エキス、そうだかつおぶしエキス、こんぶ

★添加物　アルコール、調味料（アミノ酸等）

★アレルギー表示　小麦、大豆

★栄養成分　表示なし

調味料（アミノ酸等）ついてはこれまで何度も述べてきたように、Ｌ－グルタミン酸Naをメインとしたものです。Ｌ－グルタミン酸Naは、もともとはこんぶに含まれるうま味成分で、現在はサトウキビなどを原料に発酵法によって製造されています。動物実験では毒性はほとんど見られていませんが、人間が一度に大量に摂取すると、腕や顔に灼熱感を覚えたり、動悸を感じたりすることがあります。

また、あまりにも多くの食品に使われているため、味の画一化を生み出しています。さらに、Ｌ－グルタミン酸Naが添加されていないと、「おいしくない」と感じてしまう、いわゆる「味音痴」を生み出しているという問題もあります。

中濃ソース

キッコーマンには一貫性を求めたい

ローソンセレクト
（キッコーマン食品）

△

ボトルには、「化学調味料不使用」とあるので、「それなら買おう」と思う人もいるかもしれませんが、残念ながら着色料のカラメル色素が使われています。ここで、カラメル色素について詳しく見てみましょう。カラメル色素には次の4種類があります。

・カラメルⅠ……でん粉分解物、糖蜜、または炭水化物を熱処理して得られたもの。あるいは酸もしくはアルカリを加えて熱処理して得られたもの。

・カラメルⅡ……でん粉分解物、糖蜜、または炭水化物に、亜硫酸化合物を加えて、あるいは酸もしくはアルカリをさらに加えて、熱処理して得られたもの。

・カラメルⅢ……でん粉分解物、糖蜜、または炭水化物に、アンモニウム化合物を加えて、あるいは酸もしくはアルカリを加えて、熱処理して得られたもの。

・カラメルⅣ……でん粉分解物、糖蜜、または炭水化物に、亜硫酸化合物およびアンモニウム化合物を加えて、あるいは酸もしくはアルカリを加えて、熱処理して得られたもの。

カラメルⅢとⅣは、原料にアンモニウム化合物が含まれるため、それが熱処理によって、発がん性のある4‐メチルイミダゾールに変化してしまうのです。カラメルⅠとⅡには、4‐

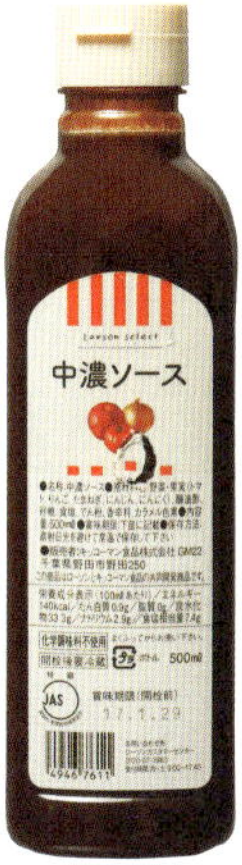

★食品原料　野菜・果実（トマト、りんご、たまねぎ、にんじん、にんにく）、醸造酢、砂糖、食塩、でん粉、香辛料

★添加物　カラメル色素

★栄養成分　（100mlあたり）エネルギー140kcal、たんぱく質0.9g、脂質0g、炭水化物33.3g、ナトリウム2.9g（食塩相当量7.4g）

メチルイミダゾールは含まれず、それほど問題はありません。しかし、Ⅰ～Ⅳのどれが使われていても、「カラメル色素」としか表示されないため、どれが使われているのかわからないのです。

ちなみに、キッコーマン食品の「キッコーマンデリシャスソース」には、カラメル色素は使われていません。**それなのに、なぜ同じキッコーマン食品が提供するローソンセレクトの製品にカラメル色素が使われているのか、不思議です。**

ソースは毎日使うものなので、カラメルⅢかⅣが使われていた場合、発がん性物質をとり続けることになります。ですから、カラメル色素入りは避けたほうがよいでしょう。

COLUMN 2

●コラム2

キャリーオーバーが悪用されていないか

最近、食品の原材料として「こんぶエキス」「カツオエキス」「チキンエキス」などのエキス類、「トマトペースト」「りんごペースト」などのペースト類、「ガーリックパウダー」「ポテトパウダー」などのパウダー類が使われている食品が増えています。こうした加工された原材料は、食品を製造するのに便利なため、使う企業が増えているようです。

これらは添加物ではないので、いちおう食品原料に分類されます。しかし、添加物が使われていないのか、気になるところです。たとえばこんぶエキスですが、通常こんぶを煮立てて、こんぶから溶け出しただし成分を含むお湯を煮詰めて濃縮させて作ります。ただし、その際に何らかの添加物が使われていないのか、疑問を感じます。

もし、こんぶエキスに調味料のL-グルタミン酸Naが添加されていた場合、それが最終食品に残っていて、調味料としての効果を発揮する際には「調味料(アミノ酸)」という表示をしなければなりません。

たとえば、即席みそ汁を製造する際に、L・グルタミン酸Na入りのこんぶエキスを使った際、L・グルタミン酸Naが即席みそ汁に残って、効果を発揮している場合は「調味料（アミノ酸）」という表示をしなければならないのです。

ところが、メーカーが「残っていない」、あるいは残っていても微量で「効果を発揮していない」と判断すれば、それは原材料に使われていた「キャリーオーバー」の添加物ということで、表示しなくてもいいことになります。つまり「こんぶエキス」という表示のみになるのです。

この判断は微妙であり、メーカーのさじ加減で、どちらにも判断できるという面があります。つまり、実際にはL・グルタミン酸Naが残って効果を発揮していた場合でも、メーカーが「効果を発揮していない」と判断すれば、表示されないことになってしまうのです。

このことは、ペースト類やパウダー類などにも当てはまります。したがって、これらの加工原材料の使用が多くなればなるほど、実際に使われている添加物が、表示されないケースが増えてしまうと考えられます。

メーカーには、こうしたことが起こらないように、加工原材料の添加物が最終食品に残って効果を発揮していると考えられる場合は、その添加物名をきちんと表示するようにしてもらいたいものです。

第3章

「買ってもいい」コンビニの食品

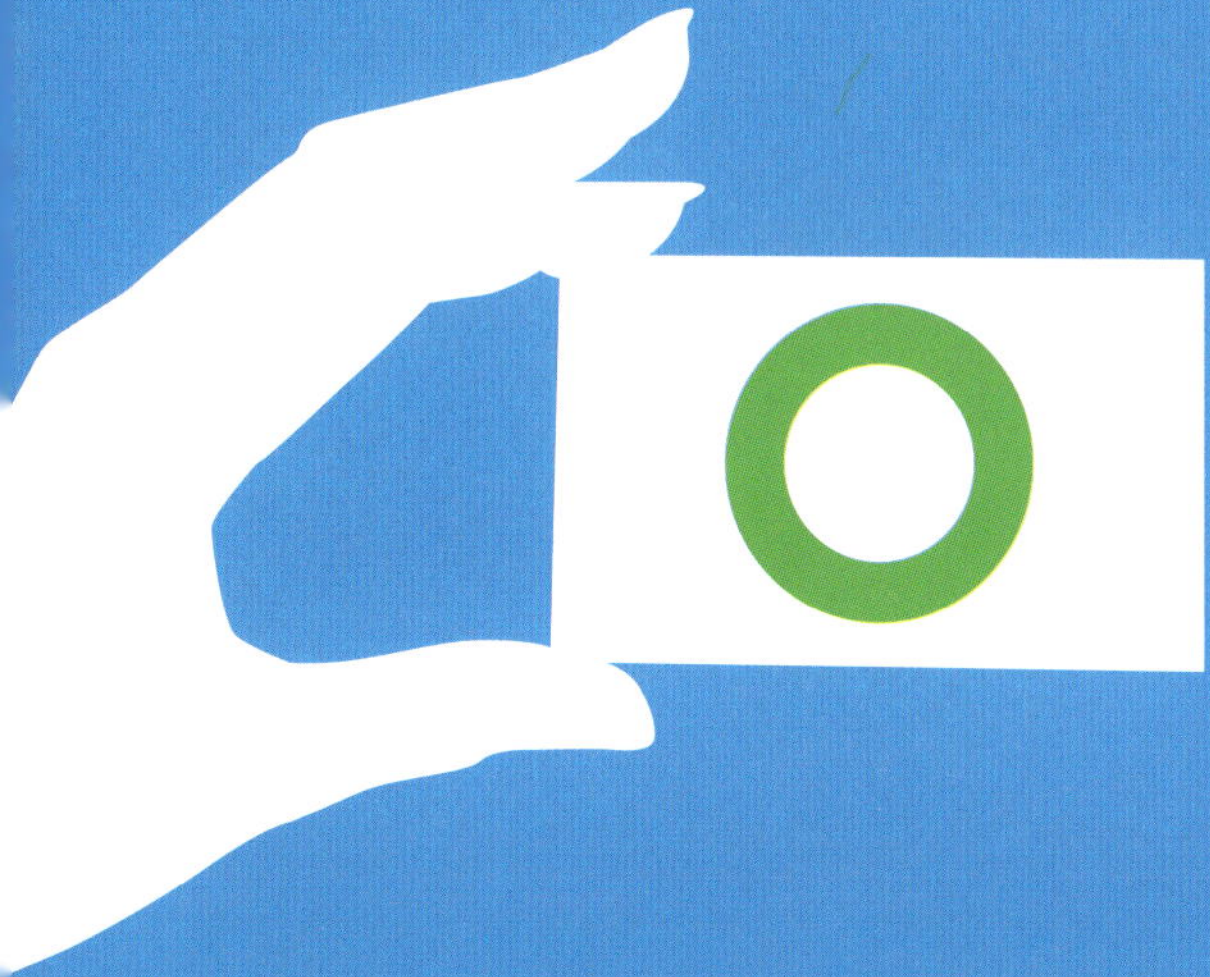

○

銀しゃりむすび 塩むすび

添加物なしの珍しいコンビニおにぎり

セブン-イレブン

通常コンビニおにぎりには、調味料（アミノ酸等）やpH調整剤などが使われていますが、この製品には、添加物が使われていません。ただし、具が入っておらず、のりも巻かれておらず、ご飯に塩がついているだけです。**試食してみましたが、塩味がきいていて、口の中がべたつく感じもなく、「食べやすい」と思いました。**

なお、調味酢とは、製造者の武蔵野・千葉工場によると、「米酢のことで、日持ちをよくするために、ご飯の味が変わらない程度に少量使っている」とのこと。また、植物油脂は、「ご飯につやを出すために使っている」とのことです。

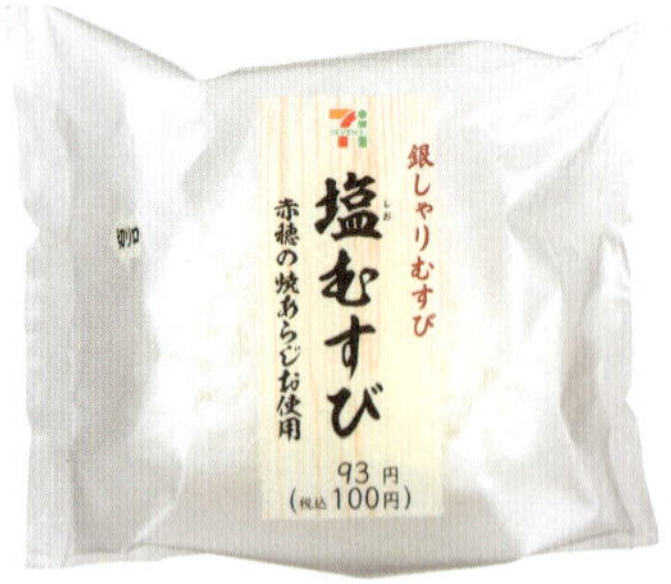

★食品原料　うるち米（国産）、塩、調味酢、植物油脂

★添加物　なし

★栄養成分　（1包装あたり）エネルギー190Kcal、たんぱく質2.8g、脂質0.6g、炭水化物43.3g、ナトリウム450mg（食塩相当量1.14g）

ちなみに、ローソンの「塩にぎり」も具が入っておらず、のりも巻かれていませんが、原材料は「塩飯、塩、pH調整剤、グリシン、炭酸Mg（マグネシウム）」で、添加物がpH調整剤、グリシン、炭酸Mgと3種類使われています。

ごはん

なかには添加物が使われている製品も

ファミリーマートコレクション（佐藤食品工業）

○

「パック入りご飯は便利だ」と感じている人は多いでしょう。電子レンジでチンすれば、すぐに温かいご飯が食べられます。しかも、長期間保存しておくことができます。

この製品の原材料は、うるち米のみで、添加物は使われていません。**ご飯をパック詰めする際に無菌状態にしているため、保存料を添加しなくても、長期間保存が可能なのです。**

パックご飯は、各コンビニのプライベート・ブランド（ＰＢ）として売り出されています。セブンプレミアムの「ごはん」（たかの）の原材料は「うるち米（国産）」。一方、ローソンセレクトの「コシヒカリごはん」（テーブルマーク）の原材料は「うるち米（国内産）、酸味料」で、酸味料が使われています。保存性を高めるためと考えられます。

ご飯は食生活のベースとなるもので、パックご飯を頻繁に食べている人もいると思います。なので、添加物が使われていない製品を選んだほうがよいでしょう。

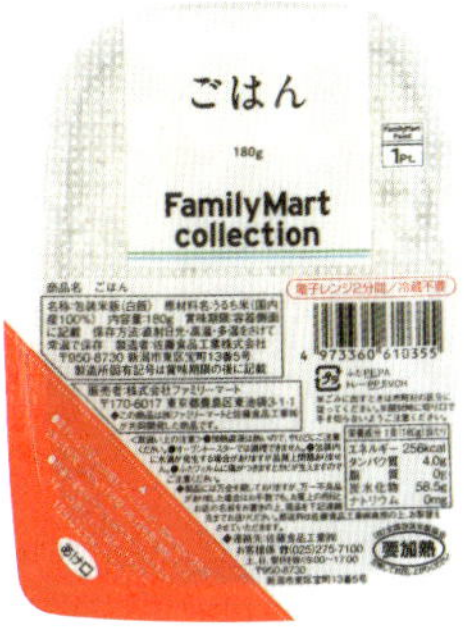

★食品原料　うるち米（国内産100%）

★添加物　なし

★栄養成分　（1食180gあたり）エネルギー256Kcal、たんぱく質4.0g、脂質0g、炭水化物58.5g、ナトリウム0mg（食塩相当量0g）

超熟

イーストフードを使っていない

敷島製パン（パスコ）

大手パンメーカーの多くの食パンには、添加物のイーストフードが使われています。しかし、イーストフードを使うと、でき上がったパンがパサパサして、しっとり感がなくなり、本来の味わいが失われてしまいます。一方で、イーストフードを使わずに製造し続けている大手パンメーカーがあります。「余計なものは使わない」とテレビで宣伝している敷島製パン（パスコ）です。**この製品には、イーストフードは使われていません。**

なお、この製品にはバター入りマーガリンが使われているので、トランス脂肪酸がどのくらい含まれているのか気になるところです。敷島製パンに問い合わせると、「早くからトランス脂肪酸の低減化に取り組んでおり、トランス脂肪酸の少ないマーガリンを使っています。『超熟』の場合、100g中に含まれるトランス脂肪酸は0・1gです」といいます。これは、生クリームやマヨネーズに含まれるトランス脂肪酸の量の10分の1以下です。

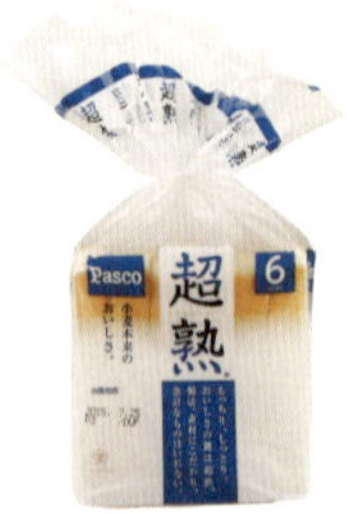

★食品原料　小麦粉、砂糖、バター入りマーガリン、パン酵母、食塩、醸造酢、米粉

★添加物　なし

★アレルギー表示　小麦、乳成分

★栄養成分　（1枚62gあたり）エネルギー163kcal、たんぱく質4.9g、脂質2.6g、炭水化物30.0g、ナトリウム280mg（食塩相当量0.7g）

毎日の食パン

トランス脂肪酸はほんの微量

セブンプレミアム（武蔵野フーズ）

○

この製品も［超熟］と同様にイーストフードが使われていません。そのため、しっとりしていて、味わいのある食パンになっています。

なお、原材料の「発酵風味料」とは、武蔵野フーズによると、「乳製品や糖類を発酵させたもので、風味や日持ち向上に効果がある」といいます。**安全性に問題はなさそうです。**

それから、この製品にもマーガリンが使われているので、トランス脂肪酸がどの程度含まれるのか気になるところですが、1枚（56g以上）あたり「トランス脂肪酸…0g」との表示。また、同じく「飽和脂肪酸…1・19g、コレステロール…0mg」とも表示されています。ただし、「食品100g当たり、飽和脂肪酸0・1g未満、トランス脂肪酸0・3g未満、コレステロール5mg未満の場合は0gとしております」とも書かれています。つまり、トランス脂肪酸については、食パン100g中0・3g未満ということです。

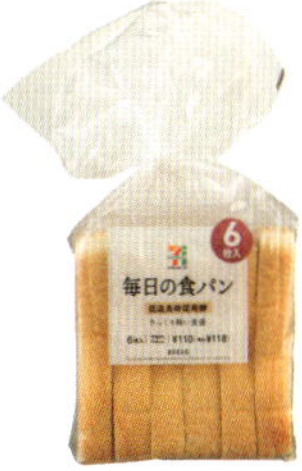

★食品原料　小麦粉、砂糖混合ぶどう糖果糖液糖、マーガリン、パン酵母、食塩、発酵風味料

★添加物　なし

★アレルギー表示　乳成分、小麦、大豆

★栄養成分　（1枚56g以上あたり）エネルギー163kcal、たんぱく質5.4g、脂質2.3g、炭水化物30.1g、ナトリウム281mg（食塩相当量0.7g）

うどん

安心できて安い上にゆで時間も短い

ローソンセレクト（星野物産）

この製品の原材料は小麦粉と食塩のみで、添加物は使われていません。乾めんなので、保存料などは必要ないのです。乾めんのうどんは日持ちがよく、ゆでればすぐ食べられるという点で便利な食材です。ただし、一般にゆで時間が長いという難点があり、通常7～8分、長いもので10分以上ゆでなければなりません。

ところが、この製品はゆで時間が5～6分と短めです。その秘密は、めんを平たく薄めにし、しわを作っているためです。そのため熱が通りやすく、短い時間で柔らかくなり、また、つゆがめんに絡みやすいのです。**なお、塩分（ナトリウム）が多いですが、ゆで汁に大半は溶け出すのでご安心ください。**

値段は、4束（1束90g）で184円（税込）。1食分がわずか46円。つまり、インスタントラーメンよりかなり割安といえるのです。

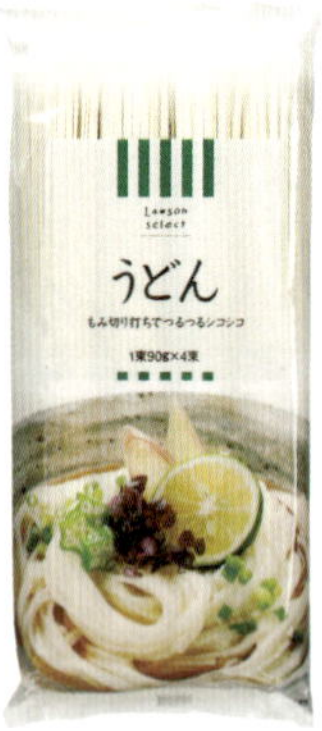

★食品原料　小麦粉、食塩

★添加物　なし

★栄養成分（100gあたり）
エネルギー335kcal、たんぱく質8.8g、脂質1.4g、炭水化物71.8g、ナトリウム1.6g（食塩相当量4.1g）

のど越しが良いそば

のど越しのよさはたんぱく質の産物

セブンプレミアム（藤原製麺）

〇

その名称通り、のど越しがよく、とても食べやすいそばです。その秘密は、小麦たんぱくにあるようです。これは、小麦から抽出されたたんぱく質のグルテンです。パンの場合、グルテンがパン生地の弾力性を増しますが、そばではめんをなめらかにするようです。小麦たんぱくは食品に分類されており、安全性に問題はありません。

このほかの原材料は、小麦粉、そば粉、食塩で添加物は使われていません。４束（１束90g）で１８８円（税込）ですから、**１食が47円なので、とてもリーズナブルです。**食塩が１００gあたり３・０１gとやや多い点が気になりますが、ゆでた際に大半はゆで汁に溶け出すので、それほど多くをとることにはなりません。

乾めんのそばは、保存性がよく、めんつゆさえあれば簡単に食べられるので、とくに一人暮らしの人にとっては便利な食べものです。なお、原料のそばは通常、中国やカナダ産です。

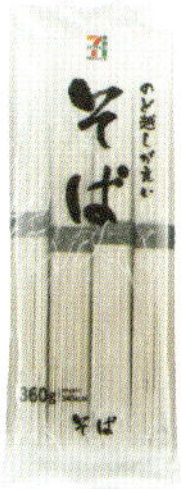

★食品原料　小麦粉、そば粉、食塩、小麦たん白

★添加物　なし

★アレルギー表示　小麦、そば

★栄養成分　（100gあたり）エネルギー345kcal、たんぱく質14.3g、脂質2.1g、炭水化物67.2g、ナトリウム1.2g（食塩相当量3.01g）

揖保乃糸

ゆで上げれば塩分も気にならない

兵庫県手延素麺協同組合

〇

「そうめんといえば［揖保乃糸］」というくらい有名な製品で、コンビニでも売られています。柔らかくて、舌触りがよいのが特徴です。**しかも、ゆで時間は1分半から2分と、インスタントラーメンよりも短いのです。**原材料は、小麦粉と食塩、食用植物油脂で、添加物は使われていません。食用植物油脂は、めんが乾燥するのを防ぐために使われています。

気になるのは、ナトリウムが100gあたり2・2gとかなり多いことです。食塩相当量に換算すると、5・59gにもなります。しかし、めんをゆでているあいだに、ナトリウムはお湯に溶け出すのでご心配なく。製造元の兵庫県手延素麺協同組合によると、ゆで上げためん100g（ただし水分を含む）に含まれるナトリウムは0・072gだといいます。食塩相当量は、0・18gとかなり少なくなります。

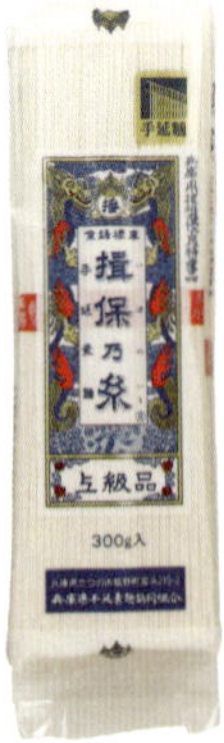

★食品原料　小麦粉、食塩、食用植物油脂

★添加物　なし

★栄養成分　（100gあたり）エネルギー332kcal、たんぱく質8.7g、脂質2.0g、炭水化物69.7g、ナトリウム2.2g（食塩相当量5.59g）

なめらかでコシが強いそうめん

コストパフォーマンスにすぐれた無添加製品

セブンプレミアム（藤原製麺）

「夏場はやっぱりそうめん」という人も多いでしょう。暑いときに、氷水で冷やしたそうめんを食べるのは、とても気持ちのいいものです。この製品の原材料は小麦粉と食塩のみで、添加物は使われていません。しかも、４束（１束90ｇ）で１８８円（税込）なので、１食47円という安さです。これがいかに安いかは、「揖保乃糸」と比較するとよくわかります。「揖保乃糸」の場合、６束（３００ｇ）で３６６円（税込）です。１食分には2束（１００ｇ）必要なので、１２２円となります。**つまり「なめらかでコシが強いそうめん」は、１食分が「揖保乃糸」の半分以下なのです。**ただし、中には「高くても「揖保乃糸」の食感と味が好き」という人もいるかもしれませんが……。

なお、食塩相当量が１００ｇあたり２・７９ｇとやや多い点が気がかりですが、ゆでた際に大半がゆで汁に溶け出すので、それほど多くとることにはなりません。

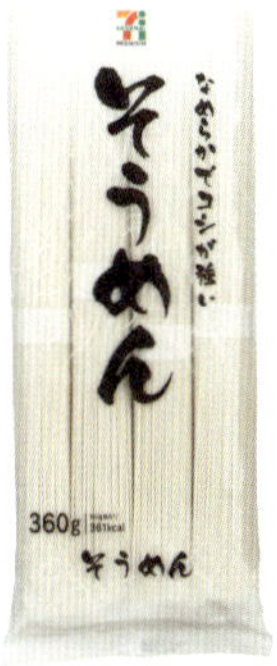

★**食品原料**　小麦粉、食塩

★**添加物**　なし

★**アレルギー表示**　小麦

★**栄養成分**（100gあたり）
エネルギー361kcal、たんぱく質9.6g、脂質1.5g、炭水化物73.1g、ナトリウム1.1g（食塩相当量2.79g）

マ・マースパゲティ

無添加で便利、優良な保存食にも！

日清フーズ

日本人にとってスパゲティは、ご飯、パン、うどんやそばに次ぐ主食になっているといっていいでしょう。とくに「スパゲティが好き」という女性は多いですね。オリーブオイルとニンニク（粉タイプでもよい）、唐がらし、それと野菜などがあれば、誰でも簡単に作れます。しかも、長期間保存できるため、まとめ買いしておくと便利で、保存食にもなります。

この製品には「デュラム小麦１００％使用」とあります。デュラム小麦は、地中海沿岸や中近東、アメリカ、カナダなどで栽培されている粒の硬い小麦で、スパゲティやマカロニに適しています。**乾燥させてあるので細菌やカビが増殖できず、腐らないので保存料などの添加物は使われていません。**ちなみに、ほかのメーカーのスパゲティも無添加です。

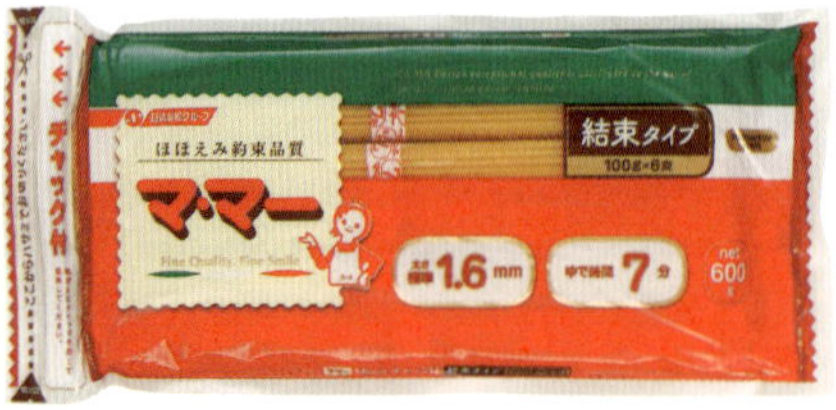

★食品原料　デュラム小麦のセモリナ

★添加物　なし

★アレルギー表示　小麦

★栄養成分　（100gあたり）エネルギー358kcal、たんぱく質13g、脂質2g、炭水化物72g、ナトリウム0mg（食塩相当量0g）

明治ブルガリアヨーグルト LB81プレーン

腸内環境を整えるLB81善玉菌

明治

○

「体によいので、プレーンヨーグルトを毎日食べている」という人もいると思います。この製品は「お腹の調子を整える」ということで、特定保健用食品（トクホ）として許可されています。パッケージには「LB81乳酸菌の働きにより、腸内細菌のバランスを整えて、おなかの調子を良好に保ちます」という許可表示があります。

原材料は「生乳、乳製品」で、添加物は使われていません。この製品に含まれるLB81乳酸菌は、善玉菌の代表格といえるもので、腸内の悪玉菌をおさえ、腸内環境を整える働きがあることがわかっています。

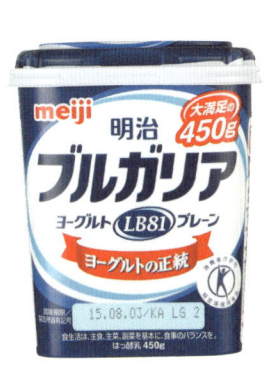

★食品原料　生乳、乳製品

★添加物　なし

★アレルギー表示　乳

★栄養成分　（100gあたり）
エネルギー62kcal、たんぱく質3.4g、脂質3.0g、炭水化物5.3g、ナトリウム51mg（食塩相当量0.13g）

実際この製品を女子大生106人に食べてもらった試験では、便通がよくなり、便秘が改善されたといいます。また、カルシウムを、100gあたり109mgと豊富に含んでいます。

ふえるわかめちゃん

中国産でも安全性には問題なし

理研ビタミン

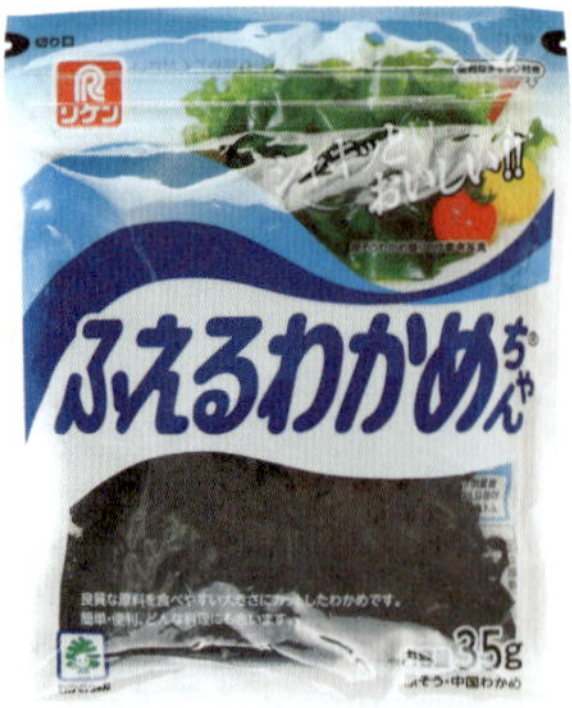

★食品原料　湯通し塩蔵わかめ（中国産）

★添加物　なし

★栄養成分　（1袋35gあたり）エネルギー48kcal、たんぱく質7.4g、脂質1.9g、炭水化物0g、ナトリウム3.3g（食塩相当量8.4g）

乾燥わかめは、本当にすぐれた食品だと思います。ミネラル類やビタミン類を含み、食物繊維も豊富で、保存性も高いからです。しかも無添加です。「ふえるわかめちゃん」は、水にしばらくつけておくと緑鮮やかなわかめになり、生わかめとも遜色《そんしょく》ありません。また、ラーメンやうどんなどにそのまま振りかければ、水分を吸収してやわらかくなります。

気になるのは「中国産」と書かれている点です。理研ビタミンによると「わかめの育つ海の水質検査で生育環境を確認しています。原料から製品まで、一貫した品質・衛生管理のもと生産しています」といいます。また、原料から販売先までのトレーサビリティ（追跡）システムが作られていて、**中国の現地では、常駐の日本人スタッフが生産を管理し、日本と同等の選別体制と管理基準に基づいて生産している**といいます。これならまず安心でしょう。

アヲハタ 十勝コーン・ホール

無添加製品の味つけは砂糖と食塩だけ

キユーピー

○

ロングセラーを続けている缶詰で、たいていのコンビニで売られています。「北海道十勝産コーンをとれたてパック」とありますが、中身のコーンは実際にしゃきしゃきしていて、缶詰ながら新鮮な印象を受けます。味つけは砂糖と食塩だけで、調味料（アミノ酸等）や酸味料などの添加物は使われていません。

「スイートコーン（遺伝子組換えでない）」と表示されています。日本でも遺伝子組み換えされたスイートコーンの流通や販売が認められています。**しかし、北海道を含めた国内では栽培されていませんので、表示通り遺伝子組み換えのスイートコーンでないことは間違いありません。**

サラダやラーメン、冷やし中華、バターコーンなど色々な料理に使えて便利です。

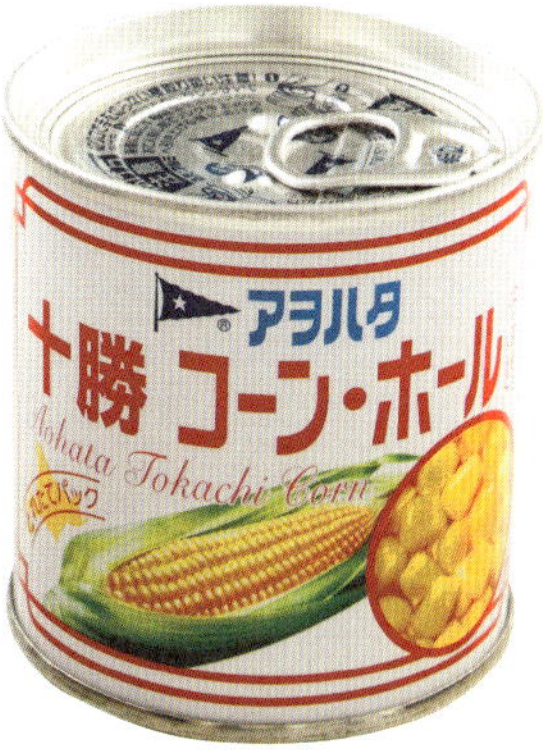

★食品原料　スイートコーン（遺伝子組換えでない）、砂糖、食塩

★添加物　なし

★栄養成分　（1缶130g〈固型量〉あたり）エネルギー121kcal、たんぱく質3.3g、脂質1.2g、炭水化物24.2g、ナトリウム250mg（食塩相当量0.64g）

マ・マー 早ゆでサラダマカロニ

安全な上にゆで時間も短い秘密は……

日清フーズ

「マカロニは好きだけど、ゆでるのに時間がかかって」という人におすすめの製品です。ゆで時間はたったの3分。**マカロニを薄くして、さらに溝をつけることで、ゆで時間を短縮させているのです。**

原材料は「マ・マースパゲティ」と同じくデュラム小麦のセモリナです。これはデュラム小麦を粗挽きしたもので、添加物は使われていません。なお、デュラム小麦は、地中海沿岸や中近東、アメリカ、カナダなどで栽培されている粒の硬い小麦です。

スパゲティと同様に乾燥させてあるので、細菌やカビが増殖せず、腐ることがありません。そのため、賞味期限は3年くらいあります。実際にはもっと年数がたっても食べられると考えられます。

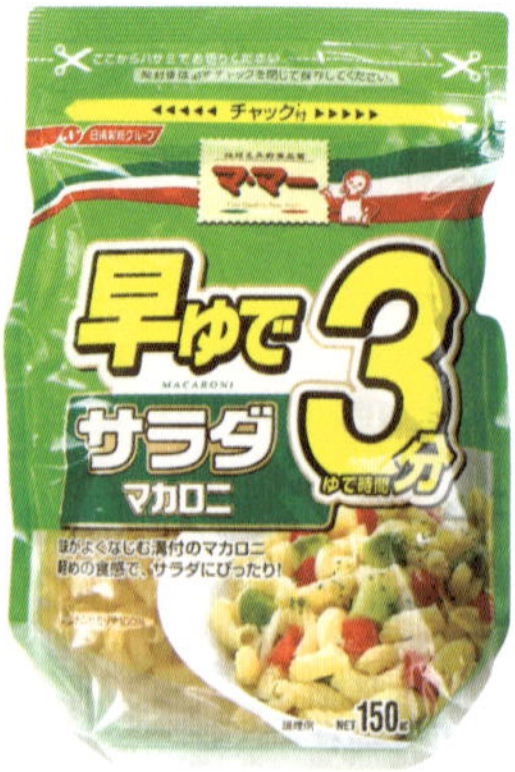

★**食品原料**　デュラム小麦のセモリナ

★**添加物**　なし

★**アレルギー表示**　小麦

★**栄養成分**　（100gあたり）エネルギー358kcal、たんぱく質13g、脂質2g、炭水化物72g、ナトリウム0mg（食塩相当量0g）

井村屋
ゆであずき

井村屋の企業姿勢に共感できる一品

井村屋

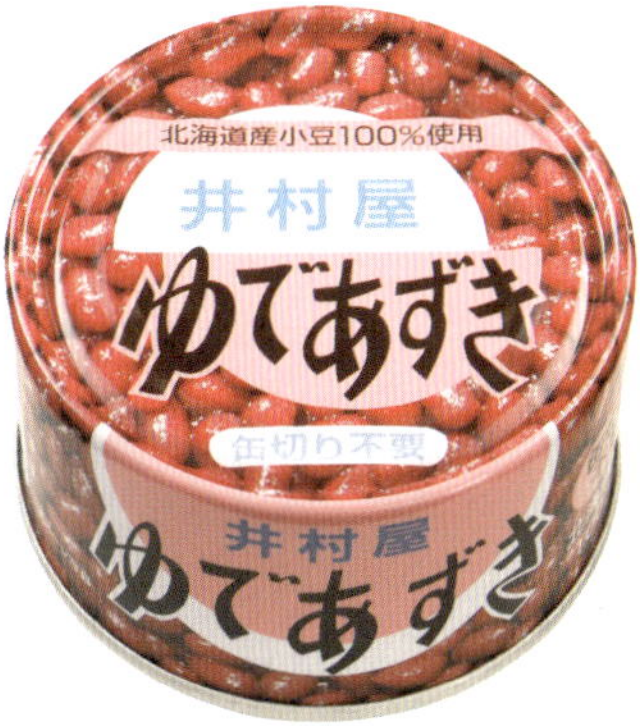

★食品原料　砂糖、小豆、でん粉、食塩

★添加物　なし

★栄養成分　(100gあたり)エネルギー224kcal、たんぱく質4.3g、脂質0.6g、炭水化物50.3g、ナトリウム37mg(食塩相当量0.094g)

ロングセラーを続けている製品で、コンビニでも売られています。原材料は、砂糖、小豆、でん粉、食塩のみで、増粘剤や甘味料などの添加物は使われていません。そのため、自然でまろやかな、小豆本来の味がします。井村屋は大手菓子メーカーですが、良質の食品を消費者に提供しようという姿勢がうかがえます。添加物をできるだけ減らして、原材料も良質のものを使っています。この製品もその一つといえます。

なお「砂糖が多いのでは?」という不安を抱く人もいると思います。確かに1缶(200g)に炭水化物が100・6g含まれ、**そのほとんどは砂糖ですので、1度に食べてしまうと糖分のとりすぎになる可能性があります**。冷蔵庫に保管して、何回かに分けて食べたほうがよいでしょう。

絹とうふ

必要最低限の安全な添加物のみ使用

スタイルワン
（デイリートップ東日本）

○

絹豆腐とは、豆乳と豆腐用凝固剤を混ぜたものをそのまま容器に入れて固めたものです。絹のようになめらかなので、こう呼ばれています。絹の布を使うわけではありません。ちなみに、木綿豆腐は、木綿の布を敷き入れた容器に、豆乳と豆腐用凝固剤を混ぜたものを崩して入れ、それに重石をして水分を適度に抜いて作られたものです。

この製品には、豆腐用凝固剤（凝固剤）として、粗製海水塩化Mgが使われています。天然添加物の一種で、海水から塩化Na（ナトリウム）を分離し、元の液を冷却して、塩化K（カリウム）などを分離した残り物です。**その由来から安全性に問題はないと考えられます。**

また消泡剤は、文字通り泡を消すものです。大豆をすり潰したものを煮る際に大量の泡が発生して吹きこぼれてしまいますが、それを防ぐために添加されます。グリセリン脂肪酸エステルは、脂肪に近い成分で食品にも含まれているので、安全性に問題はありません。

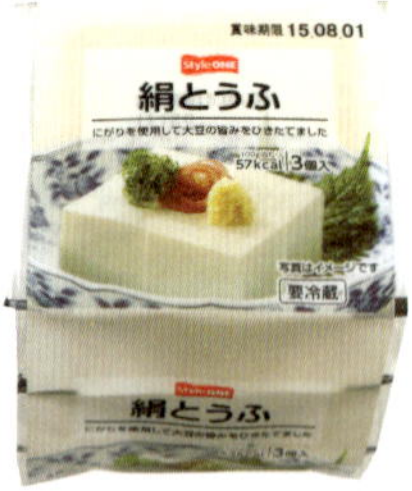

★**食品原料**　大豆（遺伝子組換えでない）

★**添加物**　凝固剤（粗製海水塩化マグネシウム〈にがり〉）、消泡剤（グリセリン脂肪酸エステル）

★**栄養成分**　（100gあたり）エネルギー57kcal、たんぱく質5.4g、脂質2.7g、炭水化物2.8g、ナトリウム9mg（食塩相当量0.023g）

北海道産黒豆

黒豆に入れられがちな危険添加物は使わず

セブンプレミアム（フジッコ）

黒豆を砂糖や食塩などを使って煮込み、真空パックに入れて密封したものです。空気が入っていないので、細菌が増殖しにくく、保存料は使われていません。**ふっくらしていて、やわらかい黒豆に仕上がっています。しかも、添加物が使われていないので、とてもさっぱりした味になっています。**

黒豆はふっくらと煮るのがなかなか難しい豆です。そのため製品によっては、添加物の硫酸第一鉄を使用し、ふっくらとさせ、また、色も濃い黒になるようにしたものがあります。

しかし、硫酸第一鉄は毒性が強く、ウサギに体重1kgあたり、0・75～1gを経口投与すると中毒症状を起こし、肝臓に出血性壊死が見られました。これまでに人間が硫酸第一鉄を摂取して死亡した例もあって、激しい腸管刺激、虚脱、チアノーゼ（皮膚や粘膜が青くなること）が見られました。ですから、硫酸第一鉄を使用した製品は避けたほうが無難です。

この製品には使われていないので、安心して食べることができます。

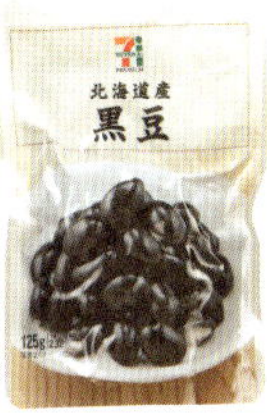

★食品原料　黒大豆（遺伝子組換えでない）、砂糖、還元水あめ、食塩

★添加物　なし

★栄養成分　（1袋125gあたり）エネルギー238kcal、たんぱく質13.0g、脂質5.8g、炭水化物29.5g、ナトリウム218mg（食塩相当量0.6g）

甘栗むいちゃいました

無添加、しかも有機の栗を使用

クラシエフーズ

○

この製品は、すぐれた食品といえます。無添加であり、有機栽培された栗が使われているからです。また、ミネラル類やビタミン類を含み、食物繊維も豊富で、ナトリウムは0g。値段も手頃です。栗は中国産ですが、日本の有機JAS認証制度にもとづいて栽培と加工がおこなわれているので、農薬や添加物を使っていないことは間違いないでしょう。

私は、外出した際にコンビニや駅の売店で、よくこの製品を買って食べます。とくに講演などで地方に行ったときに。というのも、電車の中で空腹を覚えるときがあるのですが、駅弁には保存料や漂白剤などが使われています。そのため、食べると体調が悪くなるので、食べることができません。そこで、代わりにこの甘栗を食べることがあるのです。多少物足りない感じはしますが、体の具合が悪くなるよりはマシといえます。

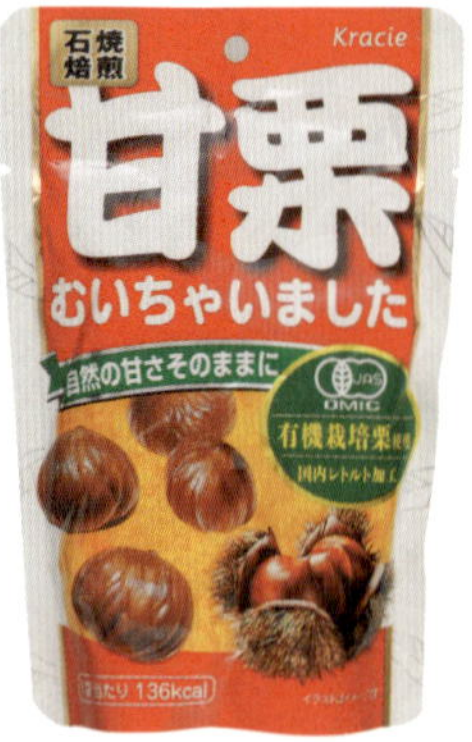

★食品原料　有機栗（中国）

★添加物　なし

★栄養成分　（1袋75gあたり）エネルギー136kcal、たんぱく質2.8g、脂質1.0g、炭水化物26.8g、ナトリウム0mg（食塩相当量0g）

こだわり極カスタードプリン

すばらしい「こだわり」だ

栄屋乳業

「香料、着色料、保存料不使用」との表示があります。通常プリンには、乳化剤、ゲル化剤、香料、着色料などの添加物が使われています。ところが、この製品には一切使われていません。その意味で希少価値の高い製品ですが、コンビニでも売られています。

一般にゲル化剤などを使ったプリンは硬くなってしまい、ふんわりした感触が失われがちです。**しかし、この製品はとてもふんわりしていて、舌触りがなめらかで、卵の味が活きた本格的なプリンに仕上がっています。**

また、添加物を使っていないため、食べた後、口の中に嫌な刺激感が残りません。値段は1個118円（税込）ですから、それほど高いわけではありません。グリコ乳業や明治のプリンと食べ比べてみると、その違いがわかるでしょう。

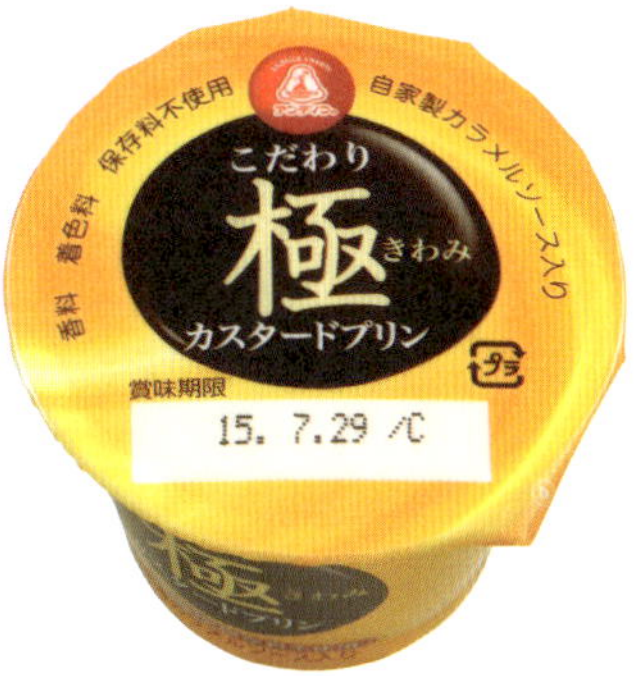

★食品原料　乳製品、加糖全卵、加糖卵黄、砂糖

★添加物　なし

★栄養成分　（1個110gあたり）エネルギー172kcal、たんぱく質5.9g、脂質7.6g、炭水化物20.1g、ナトリウム77mg（食塩相当量0.2g）

煉ようかん

よほど食べすぎなければ問題ない

米屋

○

ちょっとお腹が空いたときや疲れたときにようかんを食べると、元気が出るような気がします。糖分がすばやく吸収されて、エネルギーになるからでしょう。

この製品には、保存料などの添加物は使われていません。それでも、長期間保存できるのは、砂糖がたくさん使われているからです。**食品に砂糖が50〜60％含まれると、細菌は増殖できなくなります。これを「糖蔵」といいます。**

食品原料の還元水あめは、水あめに水素を添加（これを還元といいます）したもので、食品に分類されています。これまでに還元水あめが問題になったことはありません。

添加物のソルビトール（ソルビット）は、ナシやリンゴ、プラムなどに含まれる糖アルコールで、ショ糖（砂糖）の60％程度の甘味を持っており、乾燥を防ぐ働きもあります。もともと果実に含まれるものなので、安全性に問題はありませんが、1日に50g以上とると下痢を起こすことがあります。

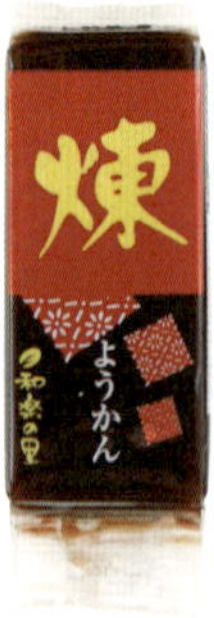

★食品原料　小豆餡、砂糖、還元水飴、寒天

★添加物　ソルビトール

★栄養成分　（1本58gあたり）エネルギー167kcal、たんぱく質1.9g、脂質0.1g、炭水化物37.9g、ナトリウム4mg（食塩相当量0.01g）

ハーゲンダッツ ストロベリー

値段は高いが、その価値はある

ハーゲンダッツ ジャパン

「アイスクリームを食べるとお腹をこわす」という人がいると思います。じつは私もそうなのですが、その原因は「お腹が冷えたから」ということのほかに、添加物が原因とも考えられます。アイスクリームには通常、乳化剤が使われていて、それをうまく消化できない人がいるためです。その点、この製品は添加物が使われていないので安心できます。私も、この製品を食べてお腹をこわしたことはありません。それに、なんといってもおいしいですね。

値段は、ほかのアイスクリームに比べて高めですが、まあ、しかたないでしょう。

なお、ウエハースで挟んだ製品は添加物が使われています。また、カップに入った製品でも、添加物が使われているものがあるので注意してください。

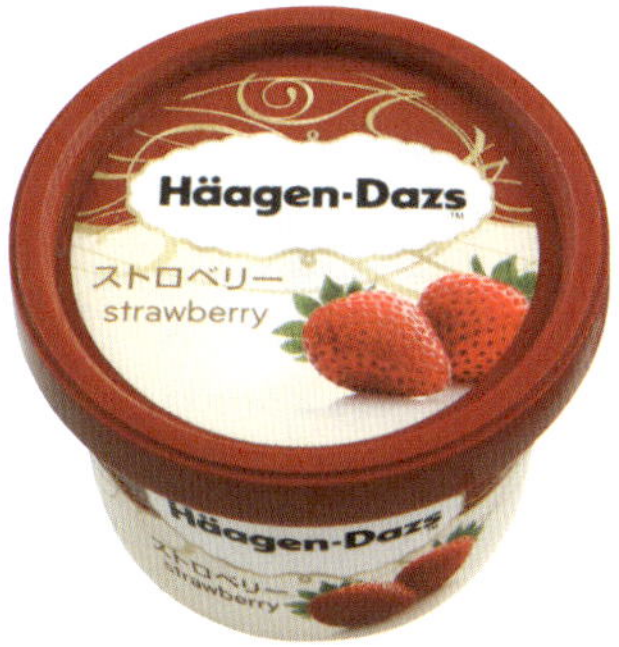

★食品原料　クリーム、脱脂濃縮乳、ストロベリー果肉、砂糖、卵黄

★添加物　なし

★アレルギー表示　原材料の一部に卵白を含む

★栄養成分　（1個110mlあたり）エネルギー236kcal、たんぱく質4.2g、脂質14.8g、炭水化物21.4g、ナトリウム44mg（食塩相当量0.11g）

あずきバー

昔ながらの自然なアイスを安価でご提供

井村屋

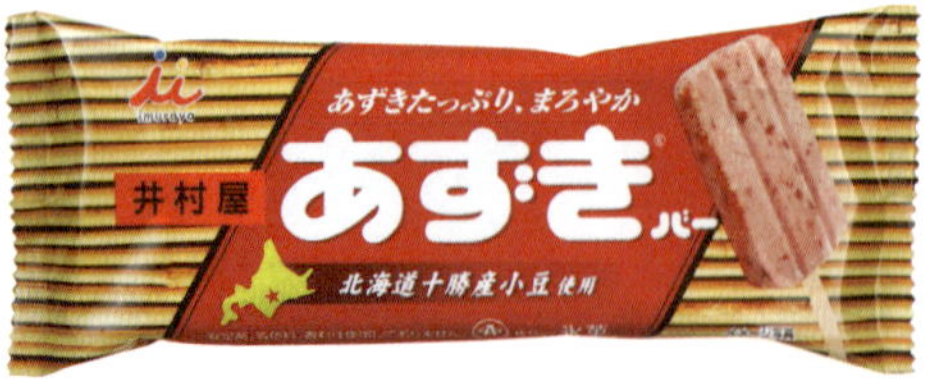

★食品原料　砂糖、小豆、水あめ、コーンスターチ（遺伝子組み換えでない）、食塩

★添加物　なし

★アレルギー表示　アレルギー物質（特定原材料等）無し

★栄養成分　（1本85mlあたり）エネルギー156kcal、たんぱく質3.3g、脂質0.5g、炭水化物34.6g、ナトリウム67mg（食塩相当量0.17g）

「「あずきバー」はおいしい」という声をよく耳にします。添加物を使わずに、小豆や砂糖、コーンスターチなどで自然な小豆の味を出しているからでしょう。それでいて、1本が108円ですから、リーズナブルといえます。**井村屋は、以前からできるだけ添加物を使わない製品作りをおこなっている会社です。**カステラやようかんなども製造していますが、添加物を使っていません。あずきなどの原材料も、質のいいものを使っています。

この製品も、そうした会社の路線に沿って作られている製品で、どこか懐かしい味がします。ただし、アイスキャンディのように硬いわけではありません。小豆と水あめ、コーンスターチの微妙な配合によって、適度な硬さに仕上げているようです。「昔ながらの自然なアイスを食べたい」という人は、ぜひご賞味ください。

こしあん大福

砂糖の量を減らせばもっとおすすめできる

スタイルワン（米屋）

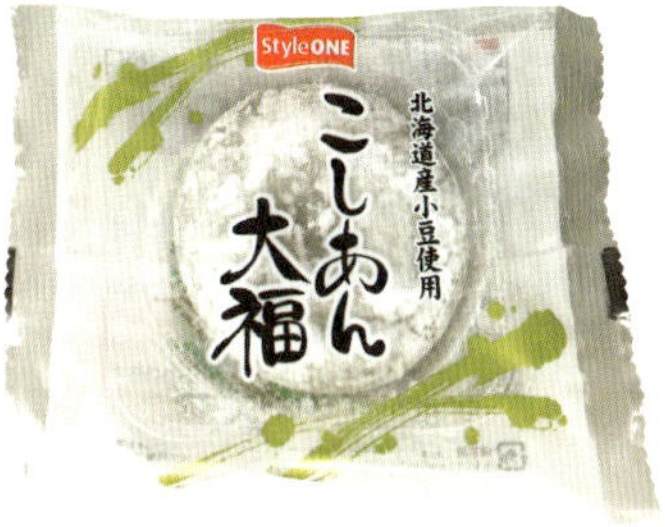

★食品原料　砂糖、小豆、もち粉、水飴、麦芽糖、澱粉

★添加物　トレハロース

★栄養成分　（1個あたり）エネルギー238kcal、たんぱく質2.7g、脂質0.2g、炭水化物56.3g、ナトリウム2mg（食塩相当量0.0051g）

添加物はトレハロースのみです。トレハロースは天然添加物の一種で、麦芽糖を酵素で処理するか、酵母などから抽出したものを酵素処理して得られます。ぶどう糖が二つ結合した二糖類で、きのこやエビなどにも含まれているので安全性に問題はありません。

トレハロースは、甘味を出すとともに乾燥を防ぐ働きがあります。そのため、もちの部分が、時間がたっても硬くならないと考えられます。

添加物は問題ありませんが、あんに使われている砂糖の量が多く、さらに水あめや麦芽糖も使われているため、かなり「甘い」という印象を受けました。

あんが夏場でも（7月末に購入）腐らないようにするためには、砂糖類の量を多くしなければならないので、仕方がないのかもしれませんが、できればもう少し甘さを控えるようにしてもらいたいものです。

しっとり上品な味わいカステラ

名前通りのしっとり感は無添加の産物

セブンプレミアム（井村屋）

○

カステラは卵を使っており、炭水化物も多いので、食事代わりにもなる便利な食べものです。ただし、膨張剤を使った製品が多く、パサパサしていて、口に違和感を覚えることもあります。**ところが、この製品には添加物が使われていないので、名前通りしっとりしていて、自然な甘さゆえに後味もすっきりしています。**

女性の中には、「カロリーが多いんじゃないの？」と心配する人もいるかもしれませんが、1切あたり141kcalなので、それほど多くはありません。ただし、1包装（3切）を一度に食べると、400kcalを超えることになるので、その点は注意しましょう。

なお、たんぱく質を1切あたり2・8g含んでいます。ちなみに、たんぱく質の1日所要量は、成人女性が55g、成人男性が70gです。

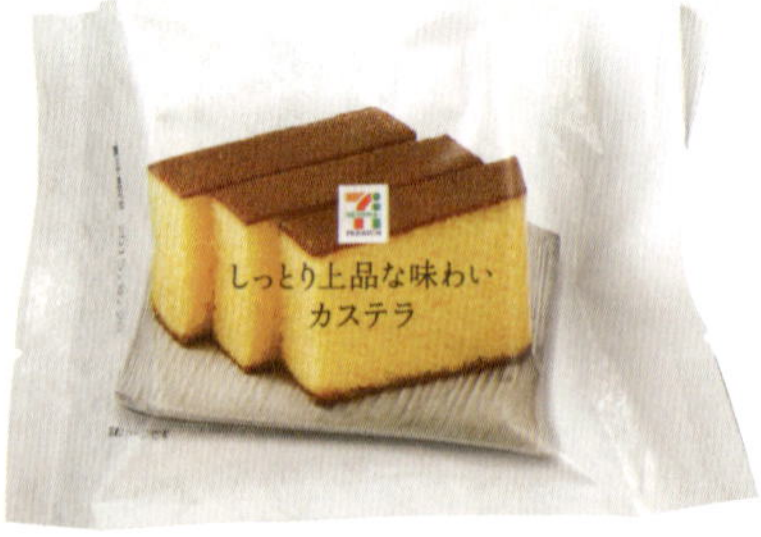

★食品原料　鶏卵、砂糖、小麦粉、水あめ、もち米あめ、ざらめ糖

★添加物　なし

★アレルギー表示　卵、小麦

★栄養成分　（1切あたり）エネルギー141kcal、たんぱく質2.8g、脂質2.5g、炭水化物26.8g、ナトリウム21mg（食塩相当量0.053g）

カシュー&アーモンド

塩分はそうでもないが脂肪には注意

ファミリーマートコレクション（共立食品）

○

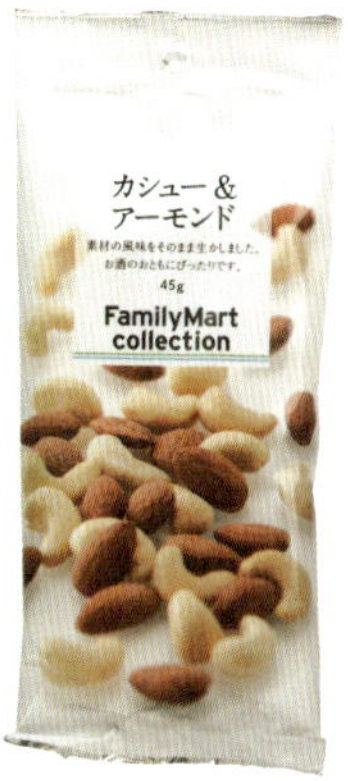

★食品原料　カシューナッツ(インド)、アーモンド(アメリカ)、オリーブオイル、食塩

★添加物　なし

★アレルギー表示　カシューナッツ

★栄養成分　(1袋45gあたり)エネルギー286kcal、たんぱく質7.9g、脂質23.1g、炭水化物11.5g、ナトリウム86mg(食塩相当量0.2g)

お酒のおつまみの定番といえば、柿の種やポテトチップスといった製品でしょうが、それらには着色料や調味料（アミノ酸等）などが添加されています。そこで「無添加のものがいい」という人におすすめしたいのが、この製品です。**カシューナッツとアーモンドを、オリーブオイルと食塩で味つけしたシンプルなもので、もちろん添加物は使われていません。**

「塩分と脂肪が多いのでは？」と心配する人もいると思いますが、1袋（45g）あたりナトリウム（塩分）は86mgで、食塩相当量は0・2gと、決して多くはありません。

ただし、脂質は23・1gでエネルギーが286kcalあるので、一度に全部食べてしまわないほうがよいかもしれません。

なお、たんぱく質が豊富で1袋あたり7・9g含まれています。

おーいお茶 緑茶

添加物のビタミンCに問題なし

伊藤園

○

お茶飲料の中でシェアトップを誇る「おーいお茶 緑茶」は、最初から無香料を貫いてきており、茶葉もすべて国産を使っているといいます。

添加物のビタミンCは、茶葉から飲料を製造する際に失われるビタミンCを補うためと、お茶の成分が酸化して香りや味や色が悪くなるのを防ぐために使われています。ビタミンCはL-アスコルビン酸のことですが、添加物としてはその類似物質も使用が認められて、伊藤園では「L-アスコルビン酸とL-アスコルビン酸Naを使っている」といいます。**これらを使っても、表示は「ビタミンC」でよく、どちらも安全性に問題はありません。**

ただし、L-アスコルビン酸Naを使った場合、ナトリウムが増えることになります。「おーいお茶 緑茶」100mlにはナトリウムが9mg含まれています。通常、煎茶の浸出液《しんしゅつえき》には、100mlあたり3mgのナトリウムが含まれるので、3倍含まれていることになります。ただし、少量なので問題はないでしょう。

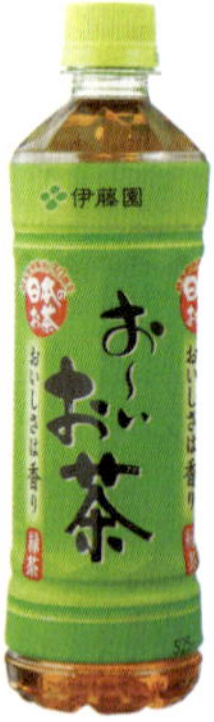

★食品原料　緑茶（日本）

★添加物　ビタミンC

★栄養成分　（100mlあたり）エネルギー0kcal、たんぱく質0g、脂質0g、炭水化物0g、ナトリウム9mg（食塩相当量0.023g）

爽健美茶

「国民投票」を経てカフェインゼロに

コカ・コーラカスタマーマーケティング

○

現在の「爽健美茶」は、発売当初のものとは違っているのをご存知でしょうか？**発売当初は緑茶が入っていましたが、今は入っていないのです。**緑茶入りとそうでない製品について「国民投票」がおこなわれ、後者がより多くの支持を得たため、2013年6月から今の製品が売り出されました。緑茶を使っていないので、カフェインゼロが特徴です。

はぶ茶は、エビスグサの種子から作られるお茶で、漢方薬では、「決明子《けつめいし》」と呼ばれています。チコリーはキク科の野菜で、広く食用として利用されています。月見草は、アカバナ科の多年草で、種子から得られた月見草油は食用として利用されています。

このほか、ナンバンキビとは、トウモロコシの別称です。オオムギ若葉は大麦の若葉で、青汁としても利用されています。いずれも食経験のある原材料ですので、安全性に問題はないと考えられます。ただし、飲んでみて刺激を感じたり、「自分に合わない」と思ったりした人は、やめたほうがよいかもしれません。

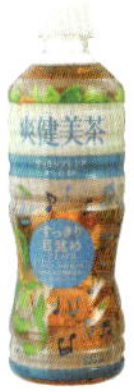

★**食品原料**　ハトムギ、玄米（発芽玄米2％）、大麦、どくだみ、はぶ茶、チコリー、月見草、ナンバンキビ、オオムギ若葉、明日葉、黒ごま、ヨモギ

★**添加物**　ビタミンC

★**栄養成分**　（100ml あたり）エネルギー0kcal、たんぱく質0g、脂質0g、炭水化物0g、ナトリウム4〜8mg（食塩相当量0.01〜0.02g）

ボス 無糖ブラック

意外に数少ない本物のブラック

サントリーフーズ

第1章の「買ってはいけない」で、缶コーヒーを取りあげましたが、それは合成甘味料やその他の添加物を含んだ製品です。「ボス 無糖ブラック」は、香料などの添加物が使われていないので、「缶コーヒーがどうしても飲みたい」という人は、こうした製品がよいでしょう。なお、「ＵＣＣ ブラック無糖」（ユーシーシー上島珈琲）も同様に、香料やその他の添加物は使われていません。

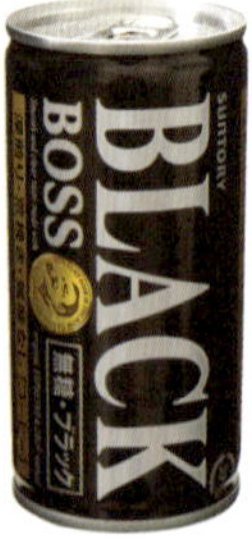

★**食品原料**　コーヒー

★**添加物**　なし

★**栄養成分**　（100gあたり）エネルギー0kcal、たんぱく質0g、脂質0g、炭水化物0〜1.0g、ナトリウム10〜30mg（食塩相当量0.025〜0.076g）

ほかにも「無糖ブラック」と銘《めい》打《う》った缶コーヒーはありますが、じつは香料が添加されたものが少なくないのです。そうした製品は、人工的なにおいがして、コーヒー本来の味が失われています。香料は合成のものだけで１５０品目程度あり、いくつも混ぜ合わせてコーヒーなどの香りが作られています。しかし「香料」としか表示されないので、何が使われているかわかりません。香料の中には、毒性の強いものがあり、不安な面があります。

1日分の野菜

野菜の栄養分に栄養強化剤をプラス

伊藤園

手軽に野菜の栄養分をとれるということで売り出されたのが、この商品です。ニンジン、トマト、モロヘイヤ、レタス、セロリなど、実に30種類もの野菜のしぼり汁が含まれていて、野菜350g分が使用されているといいます。**厚生労働省では「健康日本21」の中で、成人が1日にとる野菜の目標値を350g以上としています。それと同じ量の野菜を使っているということです。**そのため、様々な栄養成分を含んでいます。たんぱく質、糖質、食物繊維、各種のビタミン類とミネラル類。さらに、加工の際に失われるビタミンCを添加物で補い、また不足しがちなカルシウムも、乳酸Ca（カルシウム）によって補っています。さらにマグネシウムを補給するため、塩化Mgを添加しています。これらはいずれも添加物ですが、栄養強化剤であり、安全性は高いものなので心配ありません。

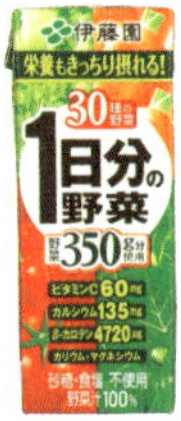

★食品原料　野菜（にんじん、トマト、有色甘藷、赤ピーマン、インゲン豆、モロヘイヤ、メキャベツの葉、レタス、ケール、ピーマン、大根、白菜、アスパラガス、グリーンピース、セロリ、しそ、ブロッコリー、かぼちゃ、あしたば、小松菜、ごぼう、ゴーヤ、しょうが、緑豆スプラウト（もやし）、パセリ、クレソン、キャベツ、ラディッシュ、ほうれん草、三つ葉）、レモン果汁、水溶性食物繊維

★添加物　乳酸カルシウム、塩化マグネシウム、ビタミンC

★栄養成分　（1本200mlあたり）エネルギー73kcal、たんぱく質1.9g、脂質0g、糖質14.8g、ナトリウム22〜221mg（食塩相当量0.056〜0.56g）

高千穂牧場 カフェ・オ・レ

なめらかでコクのある無添加カフェオレ

高千穂牧場

◯

カフェオレには通常、香料が使われていて、さらに乳化剤が使われた製品もあります。人気があって、たいていのコンビニで売られている森永乳業の「マウントレーニア カフェラッテ」には、どちらも使われています。乳化剤は、乳に含まれる脂肪と水とを混じりやすくするため、なめらかさが出て舌触りをよくするようです。

ところが、この製品には香料も乳化剤も使われていません。**乳化剤が入っていないと、サラッとして、カフェオレらしくなくなってしまいがちですが、この製品にはなめらかさとコクがあります。** その秘密は、牛乳を75％使っていることにあるようです。そのため乳脂肪分が多くなり、なめらかでコクのある味になっていると考えられます。

１本（２２０ml）が１４９円と高くはなく、たんぱく質を５・６g、カルシウムを１９１mg含んでいて、栄養的にもすぐれています。

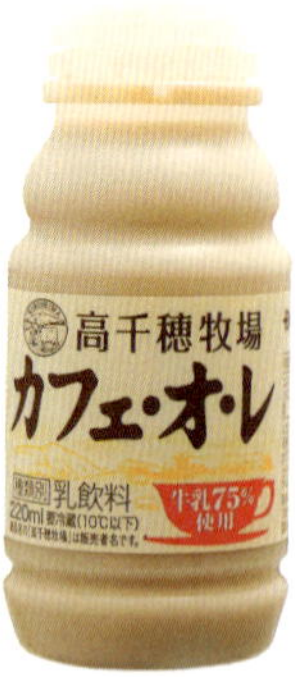

★食品原料　牛乳、砂糖、コーヒー

★添加物　なし

★栄養成分　（1本220mlあたり）エネルギー164kcal、たんぱく質5.6g、脂質6.4g、炭水化物20.9g、ナトリウム70mg（食塩相当量0.18g）

おーいお茶 緑茶ティーバッグ

経済的ではないが安全性に問題もない

伊藤園

日本人にとって、欠かせないお茶。それを手軽に飲めるのがティーバッグです。この製品は、日本産の茶葉を使っています。

お茶で気になるのは、農薬が残留していないかという点。もし、残留していた場合、お湯に溶け出し、それをそのまま飲んでしまうことになるからです。

伊藤園によると「残留農薬については、原料の茶葉を検査していて、日本の基準を満たしたものを使っている」とのことです。

また、ティーバッグの安全性も気になるところですが、「木材パルプ繊維を使っている」とのことで、「漂白はしていない」といいます。

お茶は、茶葉を急須《きゅうす》に入れて飲んだほうが経済的だと思います。それが面倒なときは、こうした商品を利用するのもいいかもしれませんが……。

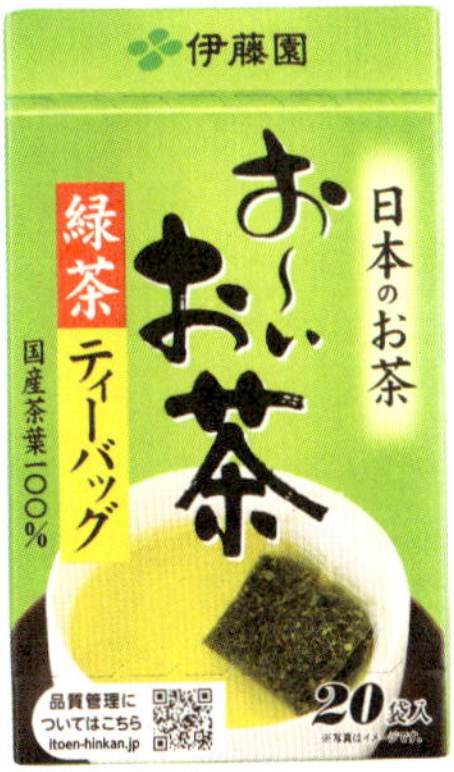

★食品原料　茶（日本）
★添加物　なし
★栄養成分　表示なし

モンカフェ ドリップコーヒー

簡単に本格コーヒーを なんとか3杯まで

片岡物産

「コーヒーは、やっぱりレギュラーじゃなきゃ」という人は多いと思います。この製品は、レギュラーコーヒー入りのドリップが入っているので、簡単に本格的なコーヒーが味わえます。値段は、5パックで295円（税込）ですが、1パックで確実に2杯飲むことができ、3杯目もなんとか可能です。さすがに薄くはなりますが……。

フィルターの紙については「塩素漂白ではなく酸素漂白なので、ダイオキシンが発生するなどの心配はない」（片岡物産）といいます。これは無塩素漂白といって、日本の製紙メーカーのほとんどが採用している方法です。また、残留農薬については「国の残留基準を満たした豆を使っている」とのことです。

「本格的なコーヒーを手軽に味わいたい」という人におすすめの製品です。

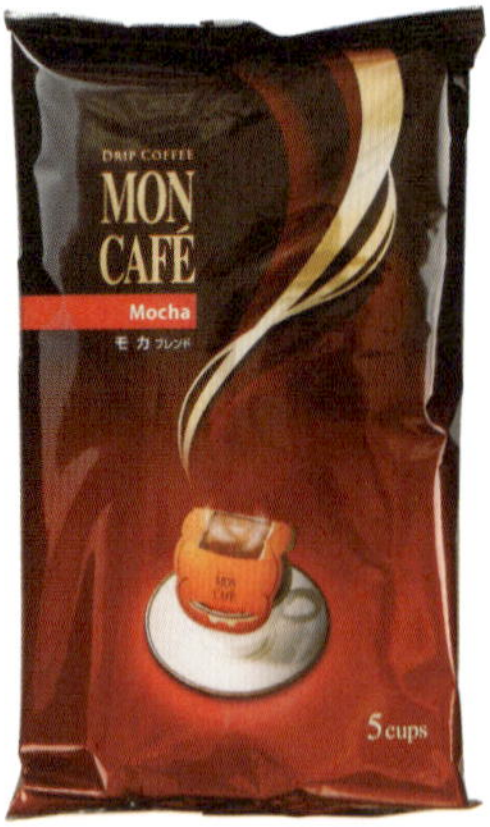

★食品原料　コーヒー豆（生豆生産国名／エチオピア、ブラジル他）

★添加物　なし

★栄養成分　表示なし

いつものコーヒー

リーズナブルの無添加コーヒー

セブンプレミアム（ユーシーシー上島珈琲）

インスタントコーヒーには、フリーズドライ製法とスプレードライ製法があります。

前者は、コーヒー液をマイナス40度程度で急速に凍結し、真空状態にして水分を蒸発させる方法で、荒い粒状になります。瞬間凍結のため、コーヒーの風味が失われにくいという特徴があります。**この製品は、フリーズドライ製法で作られたもので、添加物は使われていません。**１瓶（40g）297円（税込）とリーズナブルです。ちなみに「ネスカフェ ゴールドブレンド」（ネスレ日本）も、この製法で作られており、添加物なしです。

一方、スプレードライ製法は、高温にしたコーヒー液を噴射して乾燥させる方法で、粉状になります。大量生産が可能なため低価格ですが、風味が失われがちです。こちらも通常、添加物は使われていません。「ネスカフェエクセラ」は、こちらの製法で、添加物なし。

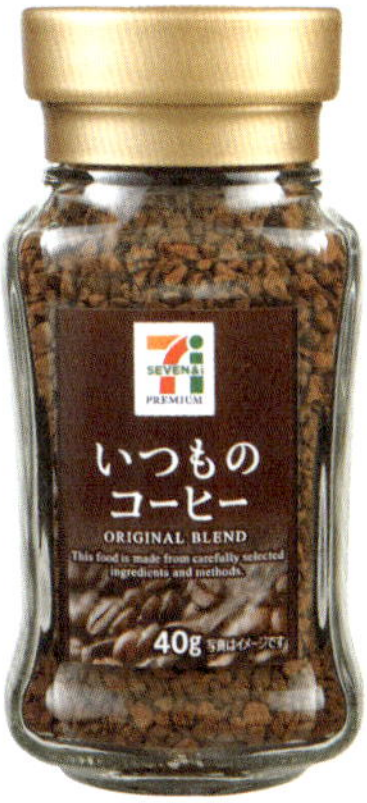

★食品原料　コーヒー豆（生豆生産国名:ブラジル、コロンビア）

★添加物　なし

★栄養成分　表示なし

フルーティでおいしい酸化防止剤無添加ワイン（赤）

頭痛を起こさない無添加ワイン

サントネージュワイン

「ワインを飲むと頭痛がする」という人は少なくありません。私は添加物の講演の際に、「ワインを飲むと頭痛を覚える人は手をあげてください」と必ず聞くのですが、会場にいる4分の1くらいの人が手をあげます。その原因は、酸化防止剤の亜硫酸塩である可能性が高いのです。なぜなら、そういう人でも、無添加ワインを飲んだ場合は、頭痛を起こすことがないからです。

亜硫酸塩は、二酸化硫黄やピロ亜硫酸ナトリウムなど5種類ありますが、いずれも毒性があります。そのため、摂取すると人によっては頭痛という症状が現れるようです。そこで、おすすめなのが無添加ワインです。**この製品には、名前通り酸化防止剤の亜硫酸塩が添加されていません。その他の添加物も使われておらず、原材料は輸入ぶどう果汁のみです。**

値段も1本（720ml）764円（税込）とリーズナブルです。

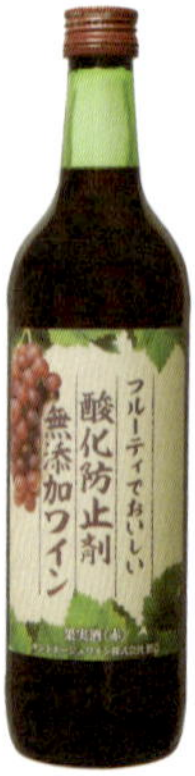

★食品原料　輸入ぶどう果汁

★添加物　なし

★栄養成分　表示なし

カゴメ トマトケチャップ

やや割高な理由はブランド力ゆえか?

カゴメ

「ケチャップは、やっぱりカゴメだよ」という人が多いと思います。それほど、この製品は定着していて、たいていのコンビニで売られています。1904(明治41)年に売り出され、今もケチャップではNo.1の製品です。それだけ、味や安全性の点ですぐれているということでしょう。原材料は「トマト、糖類(砂糖、ぶどう糖果糖液糖、ぶどう糖)、醸造酢、食塩、たまねぎ、香辛料」で、保存料は使われていません。

それにもかかわらず長期間保存できるのは、醸造酢が細菌やカビの増殖をおさえているからです。**着色料も無添加で、赤い色はトマトにもともと含まれるリコピンによるものです。**

値段は、1本(300g)が203円(税込)。セブンプレミアムの「完熟トマトのトマトケチャップ」(キッコーマン食品)に比べると割高ですが、それでもカゴメの製品を選ぶ人は多いようです。

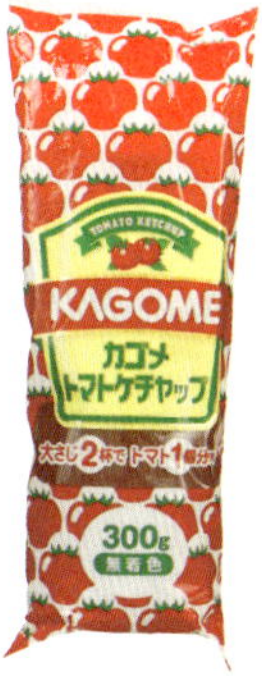

★食品原料　トマト、糖類(砂糖、ぶどう糖果糖液糖、ぶどう糖)、醸造酢、食塩、たまねぎ、香辛料

★添加物　なし

★成分　(100gあたり)エネルギー118kcal、たんぱく質1.6g、脂質0g、炭水化物27.9g、ナトリウム1.4g(食塩相当量3.6g)

キッコーマンしょうゆ

大豆ならアメリカより中国のが安全

キッコーマン食品

日本で一番親しまれているしょうゆといっていいでしょう。添加物のアルコールは、発酵によって作られたエチルアルコールのことです。これは、一般飲食物添加物、すなわち食品として利用されているものを添加物の目的で使っているもので、安全性に問題はありません。しょうゆは大豆と小麦を発酵させて作られますが、その過程でできるアルコールにはバラつきがあるため、アルコールを添加して均一にするとともに、保存性を高めています。

なお、脱脂加工大豆は、油を搾った残りの大豆で、たんぱく質や炭水化物が含まれています。**脱脂加工大豆も大豆も「遺伝子組換えでない」とあります。**日本は、主にアメリカから大豆を輸入していますが、その大部分はすでに遺伝子組み換えのものになっています。キッコーマン食品に確認したところ、「間違いなく遺伝子組み換えでないものを使っている。中国から輸入している」とのことです。

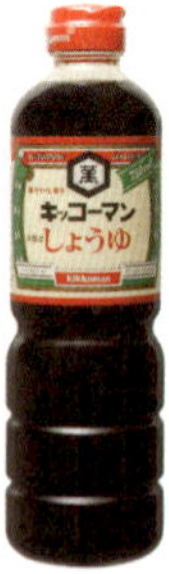

★食品原料　脱脂加工大豆（遺伝子組換えでない）、小麦、食塩、大豆（遺伝子組換でない）

★添加物　アルコール

★栄養成分　（大さじ1杯15ml あたり）エネルギー13kcal、たんぱく質1.4g、脂質0g、炭水化物1.7g、ナトリウム965mg（食塩相当量2.4g）

ブルドック 中濃ソース

カラメル色素をやめた大手の英断

ブルドックソース

「ソースといえばブルドック」というくらい、この会社の製品は定着しています。以前はカラメル色素を使って色合いを調節していましたが、2006年から使用をやめて、現在は添加物は使われていません。ウスターソースやとんかつソースも同様です。カラメル色素は全部で4種類ありますが、そのうちの2種類には発がん性のある4-メチルイミダゾールが含まれていて、問題があります。それで、おそらくカラメル色素の使用を止めたのでしょう。

「保存料を使わないのに、なぜ長期間腐らないの?」と不思議に感じる人もいると思いますが、それは、醸造酢の働きによるものです。**酢には酢酸が含まれ、それには殺菌効果があります。そのため、長期間腐ることがないのです。**なお、ブルドックソースによると「酵母エキスは、ビール酵母とパン酵母から抽出したもの」とのことです。

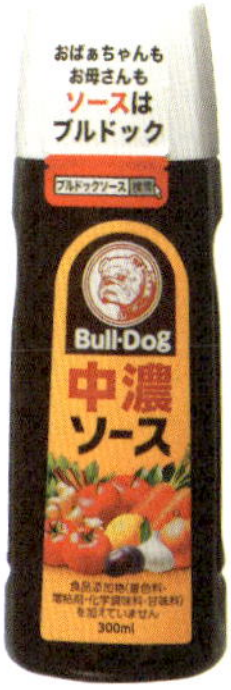

★食品原料　野菜・果実(トマト、プルーン、りんご、レモン、にんじん、たまねぎ)、醸造酢、糖類(ぶどう糖果糖液糖、砂糖)、食塩、澱粉、香辛料、酵母エキス

★添加物　なし

★アレルギー表示　原材料の一部に大豆を含む

★栄養成分　(大さじ1杯15ml あたり)エネルギー23kcal、たんぱく質0.1g、脂質0g、炭水化物5.5g、ナトリウム384mg(食塩相当量1.0g)

ミツカン 穀物酢

純米酢ではないが安全性には変わりない

ミツカン

○

「料理に酢をよく使う」という人は多いと思います。酢の製法には、米や小麦などを発酵させてアルコールを作り、さらにそれを酢にする製法（純米酢など）と、アルコールを原料に酢を作る製法があります。本来の酢は前者の作り方ですが、製造コストがかかるため、値段の高い製品になってしまいます。

この製品には「アルコール、酒かす」との表示があるので、それを原料にして作られた酢が、穀類から作られた酢に混ぜられているか、あるいは小麦や米などにアルコールと酒かすを混ぜ、発酵させてアルコールを作り、それを酢に変えるかのいずれかです。**ミツカンに確認したところ、後者の方法で作っているとのことでした。**

添加物は使われていないので、安全性の点では、米を原料に作られた純米酢とほとんど変わりはありません。

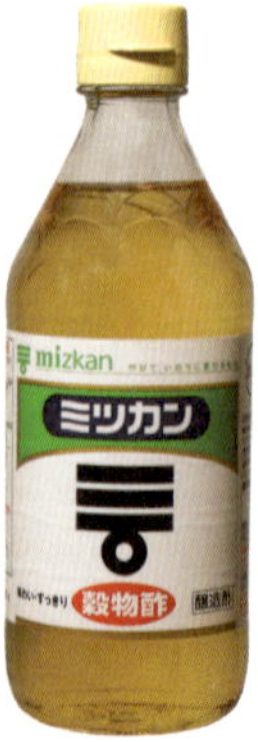

★食品原料　穀類（小麦、米、コーン）、アルコール、酒かす

★添加物　なし

★栄養成分　（大さじ1杯15mlあたり）エネルギー3.8kcal、たんぱく質0g、脂質0g、炭水化物1.1g、ナトリウム0.3mg（食塩相当量0.0008g）

完熟トマトのトマトケチャップ

安いからこちらか、それでもカゴメか

セブンプレミアム（キッコーマン食品）

○

この製品の特徴は、なんといっても値段が安いこと。それは「カゴメトマトケチャップ」と比較すると一目瞭然です。「完熟トマトのトマトケチャップ」は500gで149円（税込）ですから、10gあたり2・98円です。一方「カゴメトマトケチャップ」は、300gで203円（税込）ですから、10gあたり6・77円となります。**したがって、この製品はカゴメ製品の半額以下ということになります。**

食品原料は「カゴメトマトケチャップ」とほとんど変わりありません。また、同様に添加物も使われていません。醸造酢が保存性を高めているため、保存料は必要ないのです。なお、赤い色はトマトに含まれるリコピンによるものです。

あとは、味の違いでしょうか。これは個人の味覚によるものなので、なんともいえませんが、食べ比べて、価格のことも考慮し、どちらを買うか決めたらいいでしょう。

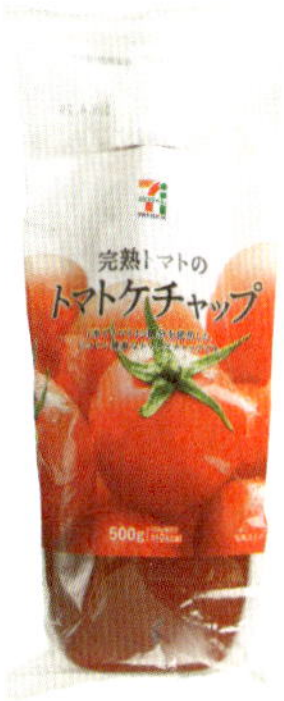

★食品原料　トマト、ぶどう糖果糖液糖、醸造酢、食塩、たまねぎ、香辛料

★添加物　なし

★栄養成分　（100gあたり）エネルギー110kcal、たんぱく質1.5g、脂質0g、炭水化物25.7g、ナトリウム1.2g（食塩相当量3.1g）

COLUMN 3

●コラム3
ゼロカロリーに騙されてはいけない

　何らかの「悪者」を作り出し、それを徹底的に批判することで読者や視聴者を増やそうというのがマスコミの常套《じょうとう》手段ですが、食品業界にもその手法がまかり通っているようです。現在「悪者」にされているものの一つが糖分です。「虫歯になる」「肥満を引き起こす」「高血糖や糖尿病の原因になる」などといわれ、今やみんなから嫌われている「糖分」。しかし、本当に糖分はそんなに悪者なのでしょうか？

　じつはかなり昔から、人間は糖分をとても好んできたのです。紀元前3000年には、すでにサトウキビから砂糖を製造したという記録が残っているといいます。砂糖には、その鋭い甘味を感じることによって、満足感や幸福感を得ることができるという魅力があります。それは、おそらくすばやく吸収されて、体のエネルギー源になるからでしょう。

　ところが「飽食の時代」となって、かつて貴重だった砂糖は、誰にでもたやすく手に入るようになり、様々な食べものや飲みものにたくさん使われるようになりました。そして、過剰に摂取する人が増えました。その結果、肥満や高血糖の原因とされ、「悪者」になってしまったのです。

しかし、砂糖そのものが悪いわけではなく、あくまで過剰摂取がよくないのです。

現在、「悪者」にされた砂糖の代わりに、低カロリーをうたった合成甘味料のアスパルテーム、アセスルファムK（カリウム）、スクラロースが使われるようになりました。とくにアセスルファムKとスクラロースは、体内で代謝されないため、まったくエネルギーに変換されません。そのため、ゼロカロリー甘味料として、飲料や菓子類、調味料、弁当やおにぎりなど多くの食品に使われています。

しかし、エネルギーにならない合成甘味料を「甘い」と感じるのは、どこかおかしいのです。それは、おそらく「甘い」という錯覚を引き起こしているだけであって、本来の甘さとは違うのです。実際に渋いような苦いような、変な甘さなのです。

しかも、それらは第1章で指摘したように、肝臓にダメージをあたえたり、免疫力を低下させたりする可能性があるのです。

その点で合成甘味料は、砂糖よりも体にとってマイナスと考えられます。くれぐれも「ゼロカロリー」あるいは「低カロリー」という甘い言葉に惑わされないでほしいと思います。

第4章

これだけは知っておきたい！コンビニ食品の知識

1 コンビニのＰＢ商品

コンビニが合成着色料と保存料の使用をやめた経緯

各コンビニ店には、それぞれのコンビニ会社が企画・販売するＰＢ（プライベートブランド）商品がズラッと並んでいます。ＰＢとは、小売り業者が商品の企画をおこなってメーカーに生産を委託し、それを小売業者が直接仕入れて、独自のブランドで販売している製品です。

コンビニのＰＢには、おにぎり、お弁当、サンドイッチ、食パン・菓子パン、和・洋生菓子、サラダなどの生鮮食品と、ハム・ウインナーソーセージ、パック惣菜、レトルト食品、お菓子、飲料、調味料などの加工食品とがあります。

生鮮食品の場合、地方の食品メーカーに依頼して、製品を製造してもらい、直接店に運び入れて、販売しているケースが多く、加工食品は、大手や中小の食品メーカーと提携して、製品を製造してもらい、直接仕入れているケースが多いようです。

現在、各コンビニで売られているおにぎりやお弁当などには、合成着色料と保存料が使われていませんが、これをいち早く実施したのが、セブン‐イレブンでした。それには、じつは私も多少関わっています。

私と３人の執筆者で書いた『買ってはいけない』（金曜日刊）が１９９９年5月に発売され、２００

万部を超えるベストセラーになりました。その中で私は、セブン‐イレブンの「明太子」や「鮭・たらこ一味入り」のおにぎりなどを取り上げ、それらに使われていた赤色102号や黄色4号といった合成着色料および保存料の問題点を指摘したのです。

その後、セブン‐イレブンでは、2001年10月から、おにぎり、弁当、惣菜、調理パン、調理めんなど150アイテムに対して、合成着色料と保存料の使用をやめました。**セブン・イレブンでは、以前からこの取り組みを準備していたといいますが、私の記事がそれを推進させたことは、おそらく間違いないと思います。**

この取り組みは多くの消費者から支持されたようで、セブン‐イレブンでは、「今回の取り組みについては大変好評で、直接お店に、またお電話やお手紙によるお客さまからのご支持を数多くいただいております」というコメントを寄せています。

なお、この際、セブン‐イレブンでは、合成着色料と保存料の使用をやめるだけでなく、その他の添加物の使用もできるだけ少なくしようという方針を立てたようです。実際、使用添加物の数が減りました。

そのため、素材の味が引き立つようになり、おにぎりや弁当などの味がよくなったのです。それも、消費者に支持された理由の一つと考えられます。

最大手のセブン‐イレブンが、合成着色料と保存料の使用をやめ、それが好評だったので、ほかのコンビニ店も、それにならわざるを得なくなりました。

ローソン、ファミリーマート、サンクスなども、次月に合成着色料と保存料の使用をやめて、現在のような状況になったのです。

▼各コンビニのＰＢ商品の特徴

コンビニのＰＢの中で、ハム・ウインナーソーセージやパック惣菜などの加工食品、菓子類、飲みもの、調味料などは、それぞれブランドになっています。主なものとしては、セブン‐イレブンのセブンプレミアム、ローソンのローソンセレクト、ファミリーマートのファミリーマートコレクション、サンクスやサークルＫのスタイルワンなどがあります。

［セブンプレミアム］

セブン＆アイホールディングスグループが開発した商品で、セブン‐イレブンのほか、イトーヨーカ堂、ヨークベニマルなどでも販売されています。特徴は、製造者（一部は販売者や輸入者）がすべて表示されていることです。メーカーの問い合わせ先の電話番号も載っているので、疑問や苦情がある場合、そこに連絡すれば対応してくれます。なお、合成着色料と保存料は使われていません。

［ローソンセレクト］

ローソンが独自に開発したＰＢです。サラダ、煮物、インスタントラーメン、パックご飯、食パンなど、食生活の基本となるものがそろっています。商品数は、セブンプレミアムほどは多くはなく、これから増えていくＰＢといえます。また、製造者が表示されています。

［ファミリーマートコレクション］

ファミリーマートの独自のPBです。ハム・ベーコン、レトルト食品、パックご飯、菓子類、飲料など、こちらも食生活の基本となるものがそろっていて、製造者も表示されています。

［スタイルワン］

スーパーのユニー、イズミヤ、フジの3社が共同開発したPBで、それらのスーパーやコンビニのサンクスやサークルKで売られています。なお、スタイルワンのグレードを高めたPBがプライムワンです。どちらも製造者が表示されています。

▼「安全・安心」の製品作りを心がけてほしい

PBの魅力は、なんといっても値段が安いことでしょう。一般のNB（ナショナルブランド）に比べて、おおよそ2～3割安くなっています。

なぜ安いのかというと、流通にかかる中間マージンを省いているからです。通常、商品の流れは、メーカー→卸し→小売店→消費者となっていて、さらに卸しが細かく分かれています。この卸しの過程で、業者に手数料を取られることになり、それが最終的な商品の値段に跳ね返ってくるのです。**ところが、PBの場合、メーカー→小売店→消費者という流れですから、当然、卸しにかかる経費が浮くことになり、その分だけ値段が安くなるのです。**

また、コンビニから、常に一定の商品の注文がメーカー側にくれば、それだけ計画的に大量に生産できるため、製造コストが低く抑えられ、それも値段に反映されることになります。

ＰＢの食品を生産しているのは、各大手食品メーカー、あるいは地方の中小食品メーカーと様々です。商品を企画するのは小売業者ですが、各メーカーと相談しながら企画することも多いようで、それを各メーカーに生産してもらっています。基本的には全量買い取りになっているため、メーカーは宣伝費や販売促進費を負担しないで済みます。

添加物の使用状況を見る限り「本当にそうなの？」と首をかしげざるを得ない製品もあります。いずれのＰＢも「安全・安心」をうたっていますが、

大半の製品には多くの添加物が使われていて、また、危険性の高い添加物が使われているものもあります。もう一度原点に戻って、「安全・安心」にこだわった製品作りをしてもらいたいものです。

2 食品添加物の表示と安全性を知る

▼食品添加物というが「食品」ではない

コンビニで売られている食品には、ＰＢも含めて様々な食品添加物が使われています。

しかし、食品添加物は食品ではありません。食品衛生法では、添加物を「食品の製造の過程において又は食品の加工若《も》しくは保存の目的で、食品に添加、混和、浸潤その他の方法によつて使用する物」（第４条）と定義しています。つまり、明らかに食品とは別物という扱いなのです。

食品添加物には、指定添加物と既存添加物があります。指定添加物は、厚生労働大臣が「使用してよい」と定めたもので、化学的合成品がほとんどですが、天然物も少しだけ含まれます。既存添加物は、国内で広く使用されていて、長い食経験があり、例外的に使用が認められていて、既存添加物名簿に収載されたものです。これは、すべて天然物から得られたものです。

2015年8月現在で、指定添加物は448品目、既存添加物は365品目あります。これら以外の品目を添加物として使用することは禁止されています。

なお、指定添加物と既存添加物のほかに、一般飲食物添加物と天然香料というものがあります。一般飲食物添加物とは、一般に食品として利用されているものを、添加物の目的で使用するというもので、約100品目がリストアップされています。

天然香料は、自然界の植物や昆虫などから抽出された香り成分で、なんと約600品目がリストアップされています。ただし、これらはリストアップされていないものでも使用することができます。その点が、前の指定添加物と既存添加物との大きな違いです。

食品原料と添加物とは別物なのですから、**本来ならそれらは分けて表示するべきなのです。しかし、こうすると、添加物をたくさん使っていることが消費者にわかってしまい、食品が売れなくなる可能性があります。そこで、食品原料と添加物を分けずに表示しているのです。**

なお、2015年4月から食品表示法が施行され、添加物とそれ以外の原材料が分けて表示されることになりました。しかし、移行期間が5年間と長いため、当分は従来通りの表示がなされそうです。

▼原材料表示の食品原料と添加物の見分け方

ところで、比較的簡単に食品原料と添加物を見分ける方法があるのです。図1を見てください。これはあるコンビニの「海苔弁当」の原材料表示です。色々と原材料が書かれていて、真ん中ぐらいに「調味料（アミノ酸等）」とあります。じつは、これ以降がすべて添加物なのです。

現在、原材料の表示は原則として、まず食品原料を書き、そのあとに添加物を書くことになっています。そのため、まず、ご飯、ちくわ磯辺天、ハンバーグなどの食品原料が、量の多い順に書かれます。ご飯が一番多いので最初に書かれ、次にちくわ磯辺天、その次のハンバーグとなるわけです。

食品原料が終わったら、次に添加物が書かれます。図1でいうと「付合せ」で食品原料は終わり、そして「調味料（アミノ酸等）」からが添加物で、酸味料、pH調整剤……と続きます。この際も、添加量の多い順に書かれます。「調味料（アミノ酸等）」は、いろんな具材に使われるので量が多くなり、最初に書かれているのです。ちなみに、「加工でん粉」も、添加される量が多いので、添加物の最初に書かれることが多くあります。**いずれにせよ、最初に書かれた添加物を見つければ、あとはすべて添加物だとわかるのです。**

図2を見てください。これは、あるメーカーの「ロースハム」の原材料表示です。最初に「豚ロース肉」などの食品原料が書かれ、それは「かつおだし」で終わり、次の「リン酸塩（Na）」からが添加物となり、そのあとは香辛料まですべて添加物です。

こうして、添加物と食品原料を見分けることができるのです。

添加物は原則として、すべて物質名を表示することになっています。**物質名とは、添加物の具体的な名称です。**図2の中の「ビタミンC」や「亜硝酸Na」「コチニール色素」などが物質名です。

こうした表示によって、具体的にどんな添加物が使われているのかがわかります。

一方「酸化防止剤」や「発色剤」というのは用途名です。つまり、どんな用途に使われているのかを示すものです。酸化防止剤は食品の酸化を防ぐもの、発色剤は肉などの色をきれいな色に保つためのものです。

したがって「酸化防止剤（ビタミンC）」という表示は、酸化防止剤としてビタミンCを使っているという意味。「発色剤（亜硝酸Na）」は、発色剤として亜硝酸Na（ナトリウム）を使っているという意味です。

消費期限: 15.08. 7午前 2時 レンジ加熱目安
08. 5午後 8時製造 1500W 40秒 500W120秒
ラップ シート カップ（税込）482円（税抜）520円
1食当たり熱量854kcal 蛋白質22.6g
脂質31.0g 炭水化物121.0g Na1.8g
名称：弁当 保存料・合成着色料は使用しておりません
原材料名：ご飯 ちくわ磯辺天 ハンバーグ コロッケ 野菜かき揚 白身魚フライ 味付スパゲティー ポテトサラダ ソース ドレッシング タルタルソース 鮭フレーク おかか ケチャップ 海苔 にがり付合せ 調味料（アミノ酸等） 酸味料 pH調整剤 グリシン 膨張剤 香辛料 甘味料（キシロース） カロチノイド色素 モナスカス色素 ラック色素 カカオ色素 カラメル色素 野菜色素 香料 酵素 貝Ca（原材料の一部に卵 小麦 乳 牛肉 さば 大豆 鶏肉 豚肉 もも りんごを含む）
消費期限：別途枠外に記載
保存方法：直射日光及び高温多湿を避けて下さい

図1　海苔弁当の原材料。「調味料（アミノ酸等）」以降はすべて添加物！

名　称	ロースハム（スライス）		
原材料名	豚ロース肉、糖類（水あめ、砂糖）、卵たん白、食塩、大豆たん白、たん白加水分解物、鶏ガラだし、乳たん白、昆布だし、かつおだし、リン酸塩（Na）、酸化防止剤（ビタミンC）、発色剤（亜硝酸Na）、コチニール色素、香辛料		
内 容 量	120g	賞味期限	表面に記載
保存方法	10℃以下で保存してください		

図2　ロースハムの原材料。「リン酸塩（Na）」からが添加物。最初に書かれる添加物が最も添加量が多く、以降は多い順に書かれる

▼用途名併記されている添加物は要注意

このように用途名と物質名を両方書くことを、用途名併記といいます。用途名併記がおこなわれている添加物は、次の用途に使われるものです。

- **保存料……保存性を高める**
- **防カビ剤……カビの発生や腐敗を防ぐ**
- **着色料……着色する**
- **甘味料……甘味をつける**
- **漂白剤……漂白する**
- **酸化防止剤……酸化を防止する**
- **発色剤……黒ずみを防いで、色を鮮やかに保つ**
- **糊料**（増粘剤、ゲル化剤、安定剤）**および増粘安定剤……とろみや粘性をもたせたり、ゼリー状に固める**

たとえば、漬物などに使われる「ソルビン酸K（カリウム）」は、保存の用途に使われるので「保存料（ソルビン酸K）」という表示になります。インスタントラーメンなどに酸化防止の用途で使われるビタミンEは「酸化防止剤（ビタミンE）」、業務用シロップなどに使われる「赤色2号」は「着色料（赤2）」という表示になります。

なお、着色料の場合、添加物名に「色」の文字がある場合は、用途名を併記しなくてよいことになっています。図2の「コチニール色素」は「色素」の文字があるので、用途名は併記されていません。着色料と書かなくても、使用目的がわかるからです。

それから、これが重要なことなのですが、**用途名併記の添加物は、毒性の強いものが多いのです**。そのため、厚生労働省では、どんな添加物がどんな用途に使われているのか、消費者がわかるように用途名併記を義務づけているのです。ただし、すべて毒性が強いというわけではなく、中には「ビタミンE」「ビタミンC」のように、毒性がほとんどないものもあります。

一括名表示という抜け穴

添加物は原則として物質名が表示されることになっていて、保存料や防カビ剤などは用途名も併記されることになっています。ということは、表示を見ればどんな添加物が使われているのか、すべて具体的にわかるはずなのです。

しかし、実際は違います。添加物の大半は、物質名が表示されていないのです。「どうして？」と思う人も多いと思いますが、じつは「一括名表示」という大きな抜け穴があるからなのです。

もう一度、図1を見てください。「酸味料」「pH調整剤」「膨張剤」などと表示されているものがありますが、これが一括名です。酸味料とは、酸味をつける目的で添加されるもので、実質的には用途名と同じです。しかし、その後に物質名が書かれていません。実際には、クエン酸や乳酸などが使われているのですが、その名称は表示されず「酸味料」とあるだけです。これが、一括名表示です。「pH調整剤」や「膨張剤」も一括名です。

酸味料としては、クエン酸や乳酸のほかに、酢酸や酒石酸など全部で25品目程度ありますが、どれを使っても、また、いくつ使っても「酸味料」とだけ表示すればいいのです。

使っている添加物をすべて表示させると、表示しきれないケースも出てきます。それで、こうした一括名表示が認められているのです。この場合、消費者には実際にどんな添加物が使われているのかわかりません。

じつは、一括名表示が認められている添加物はとても多く、次のようなものです。

- **酸味料……酸味をつける**
- **調味料……味つけをする**
- **香料……香りをつける**
- **膨張剤……食品を膨らます**
- **pH調整剤……酸性度やアルカリ度を調節し、保存性を高める**
- **乳化剤……油と水を混じりやすくする**
- **イーストフード……パンをふっくらさせる**
- **豆腐用凝固剤……豆乳を固める**
- **かんすい……ラーメンの風味や色あいを出す**
- **ガムベース……ガムの基材となる**
- **チューインガム軟化剤……ガムをやわらかくする**
- **苦味料《くみりょう》……苦味をつける**

・**光沢剤……つやを出す**
・**酵素……たんぱく質からできた酵素で、様々な働きがある**

以上ですが、それぞれの一括名に当てはまる添加物は、だいたい数十品目あり、香料は150品目程度あります。したがって、指定添加物と既存添加物の多くは、いずれかの一括名に当てはまることになり、結局のところ、多くは物質名が表示されないことになってしまうのです。

一括名表示が認められている添加物でも、たとえば豆腐用凝固剤の場合は、たいてい物質名が表示されています。しかし、こうした例はごく一部で、ほとんどは一括名表示が認められているものは、一括名が表示されているだけです。

なお、一括名表示が認められている添加物は、いずれもそれほど毒性の強いものではありません。そのため厚生労働省も、物質名ではなく一括名を認めているという面がなくはありません。

表示が免除されている3種類の添加物

さらに、使われても表示されない添加物があります。というのも、表示免除が認められているからです。それは、次の3種類です。

まず、栄養強化剤（強化剤）。これは、食品の栄養を高めるためのもので、ビタミン類、アミノ酸類、ミネラル類があります。体にとってプラスになり、安全性も高いと考えられているので、表示が免除されているのです。

次に、加工助剤。これは、食品を製造する際に使われる添加物で、最終の食品には残らないもの、あるいは残っても微量で食品の成分には影響をあたえないものです。

たとえば、塩酸や硫酸がこれにあたります。これらは、たんぱく質を分解するなどの目的で使われていますが、水酸化Na（これも添加物の一つ）などによって中和し、食品に残らないようにしています。この場合、加工助剤とみなされ、表示が免除されます。

もう一つは、キャリーオーバーです。これは、原材料に含まれる添加物のことです。たとえば、せんべいの原材料は、米としょうゆですが、しょうゆの中に保存料が含まれることがあります。この際、保存料がせんべいに残らないか、あるいは残っても効果を発揮しない場合、キャリーオーバーとなります。そのため、表示免除となり「米、しょうゆ」という表示になります。

このほか、店頭でバラ売りされている漬物や佃煮、あめ、パン、ケーキなど、あるいは物産展で量り売りされるたらこや明太子なども、添加物の表示をしなくてよいことになっています。また、弁当店で作られた弁当、レストランや食堂で出される料理なども同様です。つまり、容器に入っていない食品は、添加物を表示しなくてもいいのです。

添加物の何が問題なのか？

コンビニには、おにぎりや弁当、食パン、惣菜パン、インスタントラーメンなどの主食、ハムやウインナーソーセージ、レトルトカレー、パック惣菜などの加工食品、スナック菓子やチョコレートなどのお菓子、コーラやスポーツドリンクなどの飲みもの、しょうゆやケチャップなどの調味料と、実に様々な食品が売られていますが、それらはすべて二種類の原材料で製造されています。

一つは、米、大豆、小麦粉、野菜類、果物類、砂糖、塩、しょうゆなどの食品原料であり、もう一つが、着色料、保存料、甘味料などの食品添加物です。

食品原料は、これまでの人間の長い食の歴史によって安全と判断されたもので、みんなが安心して食べているものです。一方、食品添加物は、そうではありません。安全かどうかよくわからないまま、使われている状況なのです。添加物が一般に使われるようになったのは、第2次世界大戦後です。１９４７年に食品行政の要である食品衛生法が制定され、翌年に初めて着色料や保存料など合計60品目の添加物が認可（指定）されました。

その後、添加物の数は増えていき、とくに高度経済成長期に急増して、その後もさらに増え続け、２０１５年8月現在、指定添加物（ほとんどが化学的に合成された合成添加物）が４４８品目、既存添加物（すべてが天然添加物）が３６５品目あり、食品への使用が認められています。

これらの添加物について、使用を認可した厚生労働省では「安全性に問題はない」といっていますが、添加物の安全性はすべて動物実験によって調べられているだけです。つまり、人間では調べられていないのです。添加物をえさに混ぜてネズミやイヌなどに食べさせたり、直接投与したりして、その影響を調べているにすぎないのです。

しかし、動物実験でわかるのは、がんができるか、腎臓や肝臓などの臓器に障害が出るか、血液に異常があらわれるか、体重が減るかなど、かなりはっきりとわかる症状なのです。人間が添加物を摂取したときの微妙な影響、すなわち、舌や歯茎の刺激感、あるいは胃が張ったり、痛んだり、もたれたりなどの胃部不快感、さらに下腹の鈍痛、アレルギーなど、自分で訴えないと他人には伝わらない症状は、動物では確かめようがないのです。

また、人間が受けるそうした微妙な影響は、添加物が複数使われていたときにあらわれやすいと考えられます。色々な添加物の刺激を胃や腸などの粘膜が受けることになるからです。

ところが、動物実験では、複数の添加物をあたえるという実験はまったくといっていいほどおこなわれていません。一品目についてのみ、調べられているだけなのです。つまり、複数の添加物の影響については、まったくわかっていないのです。

さらに問題なのは、動物実験で一定の毒性が認められたにもかかわらず、添加物として使用が認められているものが少なくないということです。たとえば、赤色2号（赤2）という合成着色料は、アメリカでは、動物実験の結果、「発がん性の疑いが強い」という理由で使用が禁止されました。ところが、日本では今も使用が認められ、業務用かき氷シロップなどに使われています。

▼自然界に存在しない添加物は要注意

指定添加物は、ほとんどが石油製品などを原料にして、化学的に合成された合成添加物です。一方、既存添加物は、すべて植物、海藻、昆虫、細菌、鉱物など自然界に存在するものから特定の成分を抽出した天然添加物です。

安全性の観点からとくに問題になるのは、合成添加物です。というのも、人工的に作られたものであるため、未知な部分が多く、また、体内でうまく処理されないものが多いからです。

合成添加物は、次の二つのタイプに分類されます。

1．自然界にまったく存在しない化学合成物質

2. 自然界に存在する成分をまねて化学合成したもの

1に該当するものは、合成甘味料スクラロースやアセスルファムK、赤色102号や赤色2号、黄色4号、黄色5号などのタール色素、防カビ剤OPP（オルトフェニルフェノール）、TBZ（チアベンダゾール）、酸化防止剤のBHA（ブチルヒドロキシアニソール）やBHT（ジブチルヒドロキシトルエン）など数多くあります。それらは体が処理できないものが多く、そのため毒性を発揮することが多いのです。

赤色2号の場合、前述のようにアメリカの動物実験で発がん性の疑いが強いことがわかり、同国では使用が禁止されましたが、日本では今も指定添加物になっています。また、OPPの場合、ネズミを使った実験で発がん性が認められています。同じくTBZは、催奇形性（胎児に障害をもたらす毒性）が認められています。OPPとTBZは、輸入されたレモン、オレンジ、グレープフルーツなどに使われています。このほかBHAは、動物実験で発がん性が認められています。

これらの自然界に存在しない化学合成物質は、近年に作られたもので、それだけ未知な部分も多く、人間が摂取した場合にどのような影響をおよぼすのかも、本当のところわかっていないのです。したがって、本来は食品に混ぜるべきではないのです。

一方、2に該当するのは、ビタミンA、B_1、B_2、C、Eなどのビタミン類、乳酸、クエン酸、リンゴ酸などの酸、L-グルタミン酸Na、グリシンなどのアミノ酸類、ソルビトールなどの糖アルコールなどがあります。これらは、もともと食品に含まれている成分が多いので、毒性はそれほどありません。

ただし、人工的に合成された純粋な化学物質であるため、大量に摂取したり、あるいは何種類も一度に摂取したりすると、口内や胃、腸の粘膜を刺激して、痛みや不快な症状を起こすことがあります。

また、天然添加物（既存添加物）は、もともと自然界にあるものから特定成分を抽出しているので、毒性の強いものはそれほど見当たりません。

ただし、以前ハムなどに使われていたアカネ色素については、動物実験で発がん性が認められたため、2004年に既存添加物名簿から削除され、使用が禁止されました。したがって、天然添加物の中にも危険性の高いものもあるので、今後とも注意していく必要があります。

なお、一般飲食物添加物については、もともとは食品として利用されているものなので、安全性に問題はありません。また、天然香料については、植物から抽出されたものが多いのですが、中には正体不明のものもあるので、これも注意しなければならないでしょう。

▼とくに避けたい添加物を知っておこう

現在、指定添加物は448品目あり、既存添加物は365品目ありますが、危険性の高い添加物は一部です。それらを避けることによって、添加物の害をかなり減らすことができると考えられます。では、それらを挙げていくことにしましょう。

●発がん性のある添加物

・OPPおよびOPP-Na（防カビ剤）……輸入のレモン、オレンジ、グレープフルーツなどのカビの発生を防ぐために使われています。どちらもラットを使った実験で、発がん性が認められています。

・**過酸化水素**（**漂白剤**）……カズノコの漂白に使われています。「最終食品の完成前に分解または除去すること」という使用条件がありますが、必ずしも守られているとは限らないようです。マウスを使った実験で、十二指腸にがんの発生が認められています。

・**赤色2号**（**着色料**）……業務用のかき氷シロップなどに使われています。アメリカでおこなわれた動物実験で、発がん性の疑いが強まり、同国では使用が禁止されました。

・**臭素酸K**（**小麦粉改良剤**）……ラットを使った実験で、腎臓の細胞に腫瘍が発生し、また腹膜中皮腫というがんが発生しました。山崎製パンの［芳醇］［超芳醇］［超芳醇 特撰］［ランチパック］などに使われていましたが、現在は使われていません。［ランチパックピーナツ］参照

・**BHA**（**酸化防止剤**）……にぼしなどに使われています。ラットを使った実験で、前胃にがんが発生しました。

●発がん性の疑いのあるもの

・**赤色3号、赤色40号、赤色102号、赤色104号、赤色105号、赤色106号、黄色4号、黄色5号、青色1号、青色2号、緑色3号**（**いずれも着色料**）……その化学構造や動物実験の結果などから、いずれも発がん性の疑いが持たれています。［丸善ホモソーセージ］参照

・**アスパルテーム**（**甘味料**）……ラットを使った実験で、白血病やリンパ腫を起こすことが示唆されています。また人間では、脳腫瘍の発生との関係が指摘されています。［キシリトール ガム］

［VC‐3000のど飴］参照

・**亜硝酸Na（発色剤）**……亜硝酸Naそのものではなく、それが変化したニトロソアミン類に強い発がん性が認められています。［辛子明太子（おにぎり）］［ソーセージとベーコンのペペロンチーノ］［ロングあらびきチョリソーソーセージ］［辛子明太子］参照

・**カラメルⅢおよびカラメルⅣ**……カラメルⅢとカラメルⅣには、動物実験で発がん性の認められた4‐メチルイミダゾールが含まれています。［赤いきつねうどん］［チャルメラしょうゆ］参照

・**ネオテーム（甘味料）**……ラットやマウスを使った実験で、発がん性の疑いが持たれています。［ブレスケアミント］参照

・**サッカリンおよびサッカリンNa（甘味料）**……酢だこや業務用ガリ（生姜《しょうが》漬け）などに使われています。動物実験で発がん性の疑いが持たれています。

・**二酸化チタン（着色料）**……ホワイトチーズやホワイトチョコレートなどに使われています。ラットに吸わせ続けた実験で、肺がんの発生率が増加しました。

・**BHT（酸化防止剤）**……リップクリームなどに使われています。動物実験で、肝臓にがんを起こすことが認められましたが、それを否定するような実験結果もあります。

●催奇形性のあるもの

・**TBZ（防カビ剤）**……OPPと同様に輸入のレモン、オレンジ、グレープフルーツなどのかんきつ類に使われています。妊娠したマウスを使った実験で、催奇形性が認められています。

●体内で異物となって、障害をもたらす可能性のあるもの

・**スクラロース**（**甘味料**）……有機塩素化合物の一種であり、妊娠したウサギを使った実験で、死亡例や流産が一部で見られました。また、ラットを使った実験では、免疫力を低下させる可能性が示唆されています。［うまい棒チーズ味］参照

・**アセスルファムK**（**甘味料**）……イヌを使った実験で、肝臓に対するダメージと免疫力を低下させることが示唆されています。［クロレッツXP］参照

●毒性が強く、障害をもたらす可能性のあるもの

・**亜硫酸Na、次亜硫酸Na、ピロ亜硫酸Na、ピロ亜硫酸K、二酸化硫黄**（**酸化防止剤**）……亜硫酸Naは、4gの経口摂取で人間に中毒症状を起こします。いずれも胃の粘膜を刺激し、ビタミンB_1の欠乏を引き起こして成長を悪くする可能性があります。また、人によっては頭痛を起こします。なお、これら5品目の添加物を、まとめて**亜硫酸塩**といいます。［ボン・ルージュ有機ワイン（赤）］参照

・**安息香酸Na**（**保存料**）……急性毒性が強く、またビタミンCと化学反応を起こして、人間に白血病を起こすベンゼンに変化することがあります。

これら危険性の高い添加物は、ほとんどが用途名併記のものなので表示をよく見ることで使われているかどうかわかります。これらが使われている製品は、購入しないようにしてください。

3 過酸化脂質とトランス脂肪酸の害

▼脂肪は酸化すると危険

食品の安全性を考える上で、添加物の次に重要なのが油です。「油焼け」という言葉を聞いたことがある人もいると思います。魚の干物やポテトチップス、インスタントラーメンなどに含まれる油が、時間がたって変質した状態のことを指します。これらを食べると、下痢や腹痛を起こすことがあります。それは、過酸化脂質という有害物質ができているからなのです。

油＝脂肪とは、グリセリンと脂肪酸が結合したものです。グリセリンは、とろみのある無色の液体です。アルコールの一種であり、脂肪を構成する成分として、自然界にたくさん存在しています。いわば脂肪の「蝶番《ちょうつがい》」のようなものです。

脂肪の本体は、脂肪酸です。脂肪酸は、その名の通り酸性の性質があり、グリセリンと結合する性質があります。通常、グリセリンによって脂肪酸が3個結合したものが脂肪です。脂肪は1gあたり9kcalのエネルギーがあります。炭水化物やたんぱく質は、1gあたり4kcalです。つまり、脂肪は2倍以上のエネルギーを持っているのです。

エネルギーが高いということは、生命維持のためにはすぐれた食品ということです。しかし、とりすぎると逆にカロリーオーバーとなり、肥満の原因になってしまいます。それで、ダイエットをする人にとって、脂肪は目の敵《かたき》にされるのです。

油は、多くの加工食品に使われています。インスタントラーメン、ポテトチップス、揚げせんべい、あんドーナツ、バタピーなど。しかし、これらの加工食品は、時間が経過すると、油が酸化して、過酸化脂質という有害物質ができてしまうのです。

過酸化脂質という言葉を、そのまま読み解くと、脂質（脂肪）が過剰に酸化したものということになります。まさしく過酸化脂質とは、そういうものなのです。

空気中には、約20％の酸素が存在しています。酸素は、色々な食べものと結びついて（これを酸化といいます）成分を変質させます。脂肪も例外ではなく、酸化を受けます。それがかなり進んだ状態になって、その結果できたものが過酸化脂質です。

過酸化脂質は、非常に複雑な物質で、簡単に化学式であらわせません。また、いくつも種類が組み合わさっています。それを多く含む食品を食べると、嘔吐や下痢などを起こします。

たとえば、古くなった油で揚げた天ぷらやフライを食べると、胃もたれや胸焼けなどを起こしますが、これは過酸化脂質が原因と考えられます。動物実験では、過酸化脂質は成長に悪影響をもたらし、多量にあたえると死んでしまうことが確認されています。

油の酸化は、高温の条件下で起こりやすくなります。したがって、揚げ物をした場合、酸化が進みやすくなります。カップラーメンやインスタントラーメンのめんは、油で揚げたものが多いので、過酸化脂質が多くできています。酸化を防ぐために、酸化防止剤のビタミンEを添加していますが、完全に防ぐことはできません。また、あんドーナツ、揚げせんべい、かりんとう、ポテトチップスなども、過酸化脂質が多くできています。

さらに、油は光が当たると酸化しやすくなります。したがって、油を使った加工食品の包装が透明であったりすると、光が入って酸化が進み、過酸化脂質ができやすくなってしまうのです。

そのため、ポテトチップスやコーンスナック、かりんとうなどは、光が入り込まない包装にして、酸化を防いでいます。それでも、酸化を完全に防ぐことはできません。

▼トランス脂肪酸の対策は今から始めよう

油でもう一つ問題なのは、トランス脂肪酸を含むものがあるということです。トランス脂肪酸は「狂った油」とか「悪玉脂肪」と呼ばれ、今最も問題になっている油です。なぜなら、トランス脂肪酸は、悪玉（ＬＤＬ）コレステロールを増やし、逆に善玉（ＨＤＬ）コレステロールを減らして、動脈硬化などによる心臓病のリスクを高めることがわかっているからです。

トランス脂肪酸は、ショートニングに多く含まれています。また、マーガリンにも含まれています。それらは、植物油を原料に作られますが、その製造の際にトランス脂肪酸ができてしまうのです。

大豆油やコーン油などの植物油は、常温では液状です。これは、不飽和脂肪酸をたくさん含んでいるためです。ところが、これに水素（Ｈ）を結合させると「不飽和」な箇所が減っていきます。この処理を、「水素添加」といいます。

その結果、不飽和脂肪酸が減って飽和脂肪酸が増え、固まっていくのです。こうしてできたものを「硬化油」といいます。この硬化油が、ショートニングやマーガリンに使われるのです。しかし、この水素添加によって、トランス脂肪酸が生じてしまうのです。

植物油に含まれる不飽和脂肪酸は、化学構造の骨格となる炭素（C）に結合する水素のつき方によって、「シス型」と「トランス型」とがあります。天然の植物油に含まれるのはシス型ですが、水素添加によってトランス型に変化してしまうのです。こうしてシス型がトランス型に変化してできたのが、トランス脂肪酸なのです。

デンマークでは、すべての食品について、油脂中のトランス脂肪酸の含有率を2％までに制限しています。また、アメリカでは、加工食品のトランス脂肪酸の表示が義務づけられています。**さらにアメリカでは、FDA（食品医薬品局）が2015年6月、トランス脂肪酸を多く含む可能性のある硬化油の使用を、3年後には禁止することを決定しました。これによって、ショートニングやマーガリンの使用はできないことになります。**

一方、日本では、まだ対策はとられていません。「日本人のトランス脂肪酸の摂取量は少ない」という理由からです。しかし、WHO（世界保健機関）とFAO（国連食糧農業機関）の「食事、栄養および慢性疾患予防に関する合同専門家会合」では、食事からのトランス脂肪酸の摂取はきわめて低くおさえるべきで、摂取量は最大でも1日の総エネルギーの1％未満にするように勧告しています。

日本では、まだトランス脂肪酸の害は、それほど問題にされていませんが、欧米の状況を見ると、今後その害がクローズアップされるかもしれません。したがって、摂取は減らしたほうがよさそうです。

4 アレルギー表示を知っておこう

▼食品アレルギーから死にいたることも

ほかに食品で問題なのは、アレルゲンを含んでいないかという点です。卵、大豆、牛乳などが、ジンマシンや喘息などのアレルギーを起こすことはよく知られています。もちろん、すべての人がアレルギーを起こすわけではありませんが、一部の人が起こすことも事実です。

ちなみに、私が小学生のころ、50人のクラスで1人だけ卵を食べるとジンマシンが出る同級生がいました。そのため、その子だけ、学校給食の卵を食べなくてもよいと先生にいわれていました。しかし、今は食物アレルギーの子どもが増えて、学校側もそうした子ども専用のメニューを作るなど苦労しているようです。

以前、北海道の小学校で、給食に出たそばを食べた子どもがアレルギーを起こし、死亡するという事件がありました。食物アレルギーも場合によっては死にいたることがあるのです。そのため厚生労働省では、そうした事故を防ぐために、2001年から食品にアレルギー表示を義務づけることになりました。

アレルギーの原因として誰もがすぐに思い浮かぶのは、卵と牛乳などでしょう。そこで、**卵、乳、小麦、えび、かに、そば、落花生の7品目について、表示が義務づけられています。**つまり、加工食品の原料にこれらのいずれかを使っていた場合、その旨を消費者がわかるように表示しなければならないのです。

「原材料の一部に○○を含む」「○○由来」などの表示は、アレルギー物質を示したものです。なお、前出の7品目については、症状が重くなって生死に関わるため、表示が義務づけられていますが、そのほかに表示を推奨している食物が20品目あります。

これは表示が義務づけられたものではなく、あくまで「できるだけ表示して欲しい」というものです。表示するかしないかは、業者の判断に任されています。

ただし、業者としては、製造した食品によってアレルギーが発生するのを恐れていて、自主的に表示しているようです。**表示が推奨されている20品目とは、あわび、いか、いくら、オレンジ、カシューナッツ、キウイフルーツ、牛肉、くるみ、ごま、さけ、さば、大豆、鶏肉、バナナ、豚肉、まつたけ、もも、やまいも、りんご、ゼラチンです。**これらも義務表示の食品と同様に、原材料に使っていた場合はたいてい表示されています。

5 遺伝子組み換え食品の不安と対策

▼なぜ遺伝子組み換えをおこなうのか

ポテトチップスやコーンスナックなどの原材料名を見ると、「じゃがいも（遺伝子組み換えでない）」「とうもろこし（遺伝子組み換えでない）」と表示されています。つまり、遺伝子組み換えされていないじゃがいもやとうもろこしを使っているということです。

現在、日本では、厚生労働省が認可した遺伝子組み換え作物を食品として利用することは認められています。したがって、それらを原材料として利用することは可能なのです。

アメリカでは、遺伝子組み換えされたとうもろこしや大豆、じゃがいもなどが生産されています。日本はアメリカからとうもろこしや大豆を大量に輸入し、加工食品の原料に使っています。そのため、遺伝子組み換えされたものが原材料に使われる可能性があります。しかし、日本の消費者は、それらを嫌う傾向にあるので、遺伝子組み換えでないものを輸入しているのです。あるいは、国内では遺伝子組み換え作物は栽培されていないので、国産のものを使っています。

遺伝子組み換え作物とは、細菌やウイルスなど、別の生物の遺伝子の一部を切り取り、大豆やとうもろこしといった植物の細胞に組み込んで、それを育て上げたものです。場合によっては、人工的に作った遺伝子を組み込むこともあります。

こうしたことは、もちろん自然界では起こりません。自然界には「種の壁」というルールがあり、大豆なら大豆と、とうもろこしならとうもろこしとしか交配できません。

遺伝子組み換えは、この「種の壁」を超えるための技術なのです。理論的には、ある生物にどんな生物の遺伝子でも組み込むことができます。たとえば、人間の遺伝子を植物に組み込んで、それを育てることも可能なのです。

日本では、すでに３００品種を超える遺伝子組み換え作物が安全と判断され、食品として流通できることになっています。それらのほとんどは、害虫抵抗性と除草剤耐性の作物です。

害虫抵抗性とは、文字通り特定の害虫、すなわち作物を食い荒らす昆虫に抵抗性を持っているということです。今、アメリカやカナダなどで栽培されているのは、蛾《が》の幼虫やてんとう虫に抵抗性のある作物です。バチルス・チューリンゲンシスという、土壌などに生息する細菌（通称「BT菌」）の遺伝子の一部を、とうもろこしやじゃがいもなどに組み込んだものです。

遺伝子の働きで、蛾の幼虫やてんとう虫が食べると死んでしまう殺虫毒素が、細胞の中に作られます。そのため、害虫の被害を受けにくいというわけです。

一方、除草剤耐性は、特定の除草剤を使っても枯《か》れないというものです。これは、ある種の土壌細菌の遺伝子の一部を切り取り、作物の細胞の中に組み込んだもので、すると、その遺伝子が働いて、ある種の酵素が作られます。この酵素は、除草剤のグリホサート（商品名は「ラウンドアップ」）やグルホシネート（商品名は「バスタ」）などの作用を失わせる働きがあります。そのため、それらの農薬を撒布《さんぷ》しても枯れないというわけです。

アメリカやカナダ、ブラジルなどでは、こうした害虫抵抗性または除草剤耐性、あるいは両方を兼ね備えた大豆、ナタネ、とうもろこし、綿、じゃがいもなどが栽培されており、すでに大豆、ナタネ、とうもろこしの大半は遺伝子組み換えのものになっているのです。

日本は、これらの国々から農作物を輸入していますから、どうしても遺伝子組み換え作物が入ってきてしまうことになるのです。

▼遺伝子組み換え作物の問題点

遺伝子組み換え作物は、主に次の二つの点から安全性に不安があります。

一つは、組み込まれた遺伝子によって作られた殺虫毒素や酵素が、人間に害をもたらすことはないのかという点です。それらは、もともと細菌が作り出すものであり、これまで人間が食べた経験のないものです。しかも、殺虫毒素は昆虫を殺す作用があるのです。

厚生労働省では「安全性は確認している」といっていますが、それは動物実験で確認したもので、人間が食べて本当に何も問題がないのか、わからない部分があります。

もう一つの問題は、組み込まれた遺伝子の影響で、予期し得ない有害物質ができていないのかという点です。作物の細胞に組み込まれた細菌の遺伝子は、作物の遺伝子のどこに組み込まれるのかがわかりません。変な箇所に組み込まれて、その影響で予期し得ない有害物質ができないとも限らないのです。

また、生態系への影響も心配です。遺伝子組み換え作物を栽培しているあいだに、その花粉が周辺に飛び散り、ほかの作物と交配することで、遺伝子が拡散してしまう可能性があります。

これは、実際に日本で起こりつつあります。カナダなどで収穫されて、日本に運ばれてきた組み換えナタネの種子が、運送途中で道路やその周辺に飛び散り、遺伝子組み換えナタネがあちこちで雑草化しているのです。さらに、周辺のナタネと交配して、普通のナタネが遺伝子組み換えナタネに変化する可能性もあります。

▼遺伝子組み換え食品の見分け方

遺伝子組み換え作物は、ＪＡＳ法に基づいて表示が義務づけられています。それは、次のような3種類の表示です。

・遺伝子組み換え
・遺伝子組み換え不分別
・遺伝子組み換えでない

「遺伝子組み換え」という表示は、遺伝子組み換え作物を原材料に使っている場合になされます。たとえば、ポテトチップスを製造する際に、遺伝子組み換えじゃがいもを使っていた場合、原材料名のところに、「じゃがいも（遺伝子組み換え）」と表示されるわけです。

しかし、こうした表示を見かけたことはないと思います。日本人は遺伝子組み換え作物に大きな抵抗感を抱いているため、食品メーカーでは、遺伝子組み換え作物を原材料に使うことを避けているからです。

「遺伝子組み換え不分別」は、遺伝子組み換え作物とふつうの作物が分別されておらず、混じり合っている可能性がある場合に表示されます。

たとえば、ある地域で、遺伝子組み換えとうもろこしと非組み換えのとうもろこしが栽培されていたとします。それらを収穫した際、とくに非組み換えのとうもろこしだけを集めたのでなければ、組み換えされたとうもろこしも含まれることになります。こういう場合に「遺伝子組み換え不分別」と表示されるのです。

「遺伝子組み換えでない」という表示は、文字通り遺伝子組み換えされていない作物を原料に使っている場合に使われます。これは任意表示で、表示をしてもしなくてもかまいません。

一方、「遺伝子組み換え」「遺伝子組み換え不分別」という表示は義務で、これらに該当する原材料を使った場合、必ず表示しなければなりません。

なお、大豆やとうもろこしで、遺伝子組み換えのものが偶発的に混じってしまった場合、全体の5%以下であれば「遺伝子組み換えでない」の表示が認められています。

ところで、加工食品の中には、原材料に遺伝子組み換え作物を使っていても、「遺伝子組み換え」という表示が免除されているものがあります。食用油やしょうゆです。

食用油の成分は、当然ながら油です。大豆油の場合、大豆から油を取り出して、余計なたんぱく質などは取り除かれます。

遺伝子組み換え大豆は、細菌などの遺伝子を組み込み、その働きでたんぱく質から成る殺虫毒素や酵素を作るようにしたものです。ですから、油を取り出す際に、それらのたんぱく質は取り除かれ、大豆油には含まれません。また、組み込まれた遺伝子も見つかりません。

そのため、組み込まれた遺伝子が食用油におよぼす影響はほとんどないという理由で、「遺伝子組み換え」という表示が免除されているのです。ナタネ油やコーン油なども同じです。

しょうゆも同様です。しょうゆは、大豆を発酵させることで作られます。その発酵の過程で、組み込まれた遺伝子が作り出したたんぱく質は分解されます。また、しょうゆからは、組み込まれた遺伝子も見つかりません。そのため、表示が免除されているのです。

ただし、市販のしょうゆには、たいてい「大豆（遺伝子組み換えでない）」という表示がされています。メーカーが遺伝子組み換え作物を嫌う傾向にある日本人の消費者心理を考慮して、遺伝子組み換えでない大豆を輸入して使っているのです。そのことを消費者にアピールするために「大豆（遺伝子組み換えでない）」と表示しているのです。

▼遺伝子組み換えで作られた添加物

遺伝子組み換えを利用して生産された食品添加物も使用が認められています。遺伝子組み換えをおこなった細菌に特定の物質を作らせて、それを添加物として利用するというものです。

すでに、キモシンやα-アミラーゼ、リパーゼなど18の酵素が認可されています。また、リボフラビン（ビタミンB_2）も認可されています。酵素は食品を製造する過程で、その生産性を高めるために使われます。

たとえば、キモシンは別名レンネットともいい、チーズを製造する際に凝固剤として使われています。もともとキモシンは、子牛の胃から微量だけ得られる酵素であり、高価でした。そのため、キモシンを作る遺伝子を細菌に組み込むことで、大量生産を可能にしたのです。

キモシンやα-アミラーゼなどの酵素は、もともと天然添加物として使用が認められているものです。遺伝子組み換えで作られたそれらの酵素も、天然添加物と同等の扱いがなされています。

天然添加物の酵素は、一括名表示が認められています。つまり、キモシンを使っても、α-アミラーゼを使っても、「酵素」だけの表示でよいのです。**遺伝子組み換えによって作られたキモシンやα-アミラーゼなども同様で、「酵素」と表示すればよいのです。**

その際、とくに「遺伝子組み換え」などの表示はしなくてもよいことになっています。天然の酵素も、遺伝子組み換えで作られた酵素も、基本的には同じものという考えからです。したがって、知らないうちに遺伝子組み換えで作られた酵素を食べている可能性があります。

6 残留農薬の問題

残留農薬に対する不安

食品に農薬が残留していないのか、この点も気になるところです。

コンビニで売られている加工食品は、穀類、イモ類、野菜、果物などを原料に作られていますが、それらを栽培する際には普通、農薬が使われています。

現在、野菜や果物に対する残留農薬の規制は、かなり厳しくなっています。以前は残留基準が設定されていたのは一部の農薬だけで、それ以外の農薬は野放し状態でした。しかし、今はほとんどの農薬（有効成分として560品目程度）に対して基準が設定されており、それがないものについては、一律基準（０・０１ｐｐｍ）が適用されます。

もし、それらの基準をオーバーすれば市販できなくなります。中国から輸入された野菜が、残留基準を超えたとしてたびたびニュースになっていますが、規制が厳しくなったためでもあります。

食品添加物の場合、使用した添加物が原材料欄に表示されるので、何が使われているのかわかりますが、農薬の場合、何が使われたのかまでは表示されません。

最近では、インターネットや携帯電話を利用して、野菜や果物などの生産状況を知ることができるようになり、農薬の使用についてもわかるようになっていますが、そうした例はまだ一部であり、ほとんどは農薬の使用状況はわかりません。

また、野菜や果物などに農薬が残留しているのかどうかもわかりません。もし、知ろうとすれば、食品分析機関で調べてもらわなければならず、これを一般消費者がおこなうのは困難です。そこで、一部の自治体では、消費者に代わって調査をおこなっています。

東京都では、市販されている野菜、果物、米、魚介類、食肉、乳、加工食品などについて毎年、残留農薬の検査をおこなっています。

２０１３年度の調査では、国内で生産された３３１品目を検査したところ、56品目（16・９％）から農薬が検出されました。ただし、残留の基準を超えたものはありませんでした。

検査された食品のうち、加工食品は、液卵、穀類加工品、清涼飲料水、野菜加工品など３３品目でしたが、農薬が検出された品目はありませんでした。

穀類や野菜、果物に農薬を撒布した場合、雨によって洗い流されたり、日光によって分解されたり、また時間の経過とともに分解されたりします。

出荷直前の農薬の使用も禁止されていますので、使用した農薬がそのまま残留するというケースは少ないと考えられます。

また、加工食品の場合、原料となる農作物に農薬が残留していたとしても、原材料を洗ったり、加熱したりする過程で農薬が減少すると考えられます。したがって、市販の加工食品に農薬が残留するケースは少ないのでしょう。

▼有機食品は信用できるか

しかし、それでも「残留農薬が不安だ」という人もいるかもしれません。そんな人は、有機食品を利用するしかないということになります。有機食品とは、農薬や化学肥料を使わずに栽培された穀類、野菜、果物など、およびそれらを原料として製造された加工食品です。

以前は、有機農作物は高く売れるということで、普通の野菜や果物を「有機野菜」「有機果物」と称して販売することが横行して、消費者の不信感をかうことになり、市場が混乱しました。

そこで、農林水産省は1999年にJAS法を改正して、有機栽培で育てたものであることを認証団体が認めたものしか「有機」という表示ができないことにしました。したがって、現在「有機」と表示されている食品は、だいたいは信用できるといっていいでしょう。

有機の野菜や果物は、次の条件を満たしていなければなりません。

- **堆肥《たいひ》などによる土作りをおこない、種まきや植えつけをする以前の2年以上と栽培期間中、原則として化学肥料と農薬は使用しない。ただし、多年生作物の場合は同じく3年以上とする。**
- **遺伝子組み換え作物の種子や苗は使用してはならない。**

比較的わかりやすい条件だと思います。これらの条件を満たしていれば、農薬や化学肥料の成分が作物に残留することはまずないと考えられます。したがって、安心して食べられるということです。また、こうして作られた作物は、たいてい味もよいものです。

これらの条件を満たしていることが、認証団体によって認められれば、有機ＪＡＳマーク（図3）をつけて、「有機」と堂々と表示できるわけです。また、畜産物（食肉や牛乳など）の場合、「有機」という表示をするためには、次の条件を満たさなければなりません。

・飼料は主に有機農産物を食べさせる。
・野外への放牧などストレスをあたえずに飼育する。
・抗生物質などを病気の予防目的で使用しない。
・遺伝子組み換え技術を使用しない。

有機農産物に表示される「有機ＪＡＳマーク」

＊登録認定機関名が入ります。

図3　有機JASマーク

▼有機の加工食品

加工食品の場合、「有機」の表示には、次の条件があります。

・化学的に合成された食品添加物や薬剤の使用は極力避ける。
・原材料は水と食塩を除いて、95％以上が有機農産物、有機畜産物、有機加工食品であること。
・薬剤により汚染されないよう管理された工場で製造をおこなう。
・遺伝子組み換え技術を使用しない。

「買ってもいい食品」として取り上げた「甘栗むいちゃいました」（クラシ

エフーズ）は、有機加工食品です。有機栽培で生産された栗だけを使い、添加物は使っていません。原産国は中国ですが、当然ながら日本のＪＡＳ法に基づいて有機栽培されているので、安心して食べられます。

ただし、有機食品の場合、野菜や果物などの栽培の際に堆肥を使ったり、また農薬を使えないため、病害虫の対策や除草に手間と時間がかかってしまいます。そのため、どうしても普通の食品に比べて値段が高くなってしまいます。

経済的に豊かな人は、有機食品を購入することも可能でしょうが、一般的にはなかなかそういうわけにはいかないのが現状だと思います。

7 容器・包装の安全性について

レトルトの安全性は保たれているか

食品の安全性でもう一つ気になるのが、「容器・包装は大丈夫か？」という点です。食品は普通、容器・包装に入れられて売られています。もし容器・包装が有害なもので、それが食品に移行すれば、安全とはいえなくなります。

まず、容器・包装で気になるのがレトルト食品です。カレーやシチュー、中華料理の素《もと》、鍋つゆ、甘栗などがレトルト食品として売られていますが、中身が内層材に直接触れることになります。とくに、中身が液状の場合、内層材が溶け出さないのか心配されます。

レトルト食品は、アメリカで宇宙食のために開発されたもので、日本で初めて一般の食品に利用されました。それは、1968年に大塚食品が売り出した「ボンカレー」です。その後、シチュー、ミートソース、牛丼、ハンバーグ、ぜんざいなど、様々な食品に使われるようになりました。密閉性という点では缶詰と変わりません。

レトルトのフィルムは一般に3層構造をしていて、外層には合成樹脂のポリエステル、中層がアルミ箔、食品と接する内層には合成樹脂のポリエチレン、またはポリプロピレンが使われています。なお、アルミ箔を使わない透明タイプのものもありますが、内層は同じです。透明タイプは、中身が油脂の酸化による品質低下が心配ないものに使われます。ただし、光線を通すので、保存期間は3ヵ月から1年とされます。

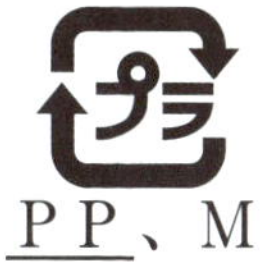

図4　PPはポリプロピレン、Mはアルミ箔を意味している。レトルト食品に多く表示されており、ポリプロピレンは安全性も高い

現在、レトルト食品は、「PP、M」と表示された製品が多くなっています（図4）。PPはポリプロピレン、Mはアルミ箔を意味します。下線は、主要材料をあらわしています。

ポリプロピレンは、炭素と水素からなる高分子物質で、プラスチックの中では安全性が高いとされています。即席ラーメンやパン、菓子類などの袋、プリンカップ、豆腐容器、弁当容器など多くの食品の容器・包装に使われています。

マウスに対して、体重1kgあたり8gのポリプロピレンを投与した実験では死ぬことはなく、異常も見られませんでした。高分子化合物なの

で、動物の腸から吸収されないものと考えられます。ただし、ラットの皮下にポリプロピレンを植え込んだ実験では、肉腫（がん）が発生したとの報告があります。物理的な影響と考えられますが、皮下に植え込まれるというのは通常ではあり得ないことなので、ほとんど問題にされていないようです。

▼安全性の高いポリエチレン

透明のレトルトの場合、「ＰＥ、ＰＡ」または「ＰＰ、ＰＡ、ＰＥＴ」などと表示されています。ＰＥはポリエチレン、ＰＡはポリアミド、ＰＥＴはポリエチレンテレフタレートです。

ポリエチレンは、炭素と水素からなる高分子物質で、透明または半透明の固体。プラスチックの中では最も安全性が高いとされています。そのため、砂糖、塩、米、菓子類などの多くの食品の袋、牛乳やジュースの紙パックの内装材、ラップフィルムなどに使われています。

ラットに対して、体重1kgあたり7・95gのポリエチレンを胃の中に投与した実験では、1匹も死亡しませんでした。また、ポリエチレンを5％含むえさでラットを育てた実験では、内臓や組織に異常は見られませんでした。高分子化合物なので、吸収されないと考えられます。

ただし、動物に植え込んだ場合は腫瘍が発生しました。避妊具として子宮に挿入していた婦人に腫瘍が発生したという報告もあります。いずれも物理的な影響によるものと考えられます。ポリプロピレンと同様に、特殊なケースとしてほとんど問題にされていないようです。

合成樹脂でよく問題になるのが、可塑剤《かそざい》の安全性です。可塑剤とは、合成樹脂をやわらかくするために添加されるもので、それが食品や飲料に溶け出す可能性があるのです。

しかし、ポリエチレンは可塑剤を添加しなくても、やわらかいフィルムを作ることができます。家庭用ラップフィルムは、ポリエチレン製のものが広く出回っていますが、可塑剤は添加されていません。

ポリアミド（PA）とは、ナイロンのことです。ナイロンというと繊維を思いつきますが、食品包装用のフィルムとしても使われています。ラーメン、スープ、ハンバーグ、冷凍カボチャ、ハム、チーズ、漬物などの包装材が、主な用途です。

ただし、ナイロンは外層材として使われ、内側にはポリエチレンやポリプロピレンが使われるので、ナイロンが直接食品と接することはありません。なお、ナイロンもポリプロピレンやポリエチレンと同様に高分子化合物なので、動物の腸から吸収されないと考えられます。

▼パックご飯の容器は大丈夫？

ポリエチレンテレフタレート（PET）は、通称ペットといわれています。そう、ペットボトルの素材です。

ペットは、透明で耐熱性にすぐれています。そのため、レトルトの包装材に使われるようになり、しょうゆやお茶飲料、清涼飲料、ミネラルウォーターなどの容器にも使われています。ほかのプラスチックに比べて値段が高いのですが、ガラス瓶と違って軽くて割れないという特徴があるため、幅広く使われています。

PETも、一般に安全性の高いプラスチックとして認識されています。ラットとイヌに、ペットを10％含むえさを3ヵ月間食べさせた実験では、栄養状態、血液、尿に異常は見られず、病理

学検査でも何ら異常は見られませんでした。

ところで、コンビニにはパックご飯が売られています。電子レンジでチンすれば、すぐに食べられるので、利用している人も多いと思います。

ただし、気になるのが、容器の安全性です。電子レンジで容器が加熱されるので、その素材がご飯に溶け出すことはないのかと、不安を感じざるを得ません。

たいていのパックご飯には「トレー…ＰＰ、ＥＶＯＨ」「ふた…ＰＥ、ＰＡ」と表示され、ＰＥとＰＰに下線が引かれています。つまり、これらが主要な材料ということです。これらについては、前に述べたように安全性は高いと考えられます。

また、ＥＶＯＨ（エチレンビニルアルコール）は、炭素と水素と酸素からなる高分子化合物で、ラットに体重１kgあたり１日最高４・３gを３ヵ月間投与した実験では、毒性は認められませんでした。

▼缶詰は「タルク缶」がおすすめ

缶詰の缶は、スチールやアルミニウムでできていますが、それらが内容物の中に溶け出したり、においがついたりするのを防ぐため、内側に合成樹脂が塗られています。エポキシ樹脂が使われることが多いのですが、その場合、ビスフェノールＡという化学物質が、微量ながら内容物に溶け出すという問題があります。

ビスフェノールＡを高分子化してエポキシ樹脂が作られますが、高分子化されないで残ってしまうものがあり、それが溶け出してくるのです。ビスフェノールＡは、環境ホルモン（内分泌攪《ないぶんぴつかく》乱化学物質《らんかがくぶっしつ》）の疑いがもたれて、その後数々の研究がおこなわれました。

今のところ、人間のホルモンを撹乱するという確かな証拠は認められていませんが、疑いが晴れたわけではありません。そのため、一部の製缶会社では、缶にペットフィルムをコーティングして、エポキシ樹脂を使うのを止めています。

これは「タルク缶」といわれ、底が白く染められているので、見ればわかります。タルク缶の場合、ビスフェノールAが溶け出すという心配はありません。

COLUMN 4

●コラム4

一人暮らしの賢いコンビニ生活

コンビニを利用している一人暮らしの人はとても多いでしょう。そんな人でも工夫次第では、健康的な食生活を送ることができます。そのためには、添加物の少ない、質的にいい食品を購入することが大切です。

まず、乾めんのうどんやそば、そうめん、スパゲティ、めんつゆ、オリーブオイルなどを買っておきます。これらは無添加のものが多く、しかも保存性が高いものです。それから、乾燥わかめ、のり、ごまなど、保存がきいて、栄養価の高いものを買っておきましょう。

そして、うどん、そば、そうめん、スパゲティなどをローテーションさせていくのです。

うどん、そば、そうめんは、めんつゆがあれば、ゆでるだけで簡単に食べることができます。その際、乾燥わかめ、のり、ごまなどを適宜使って、栄養バランスを整えます。スパゲティも、オリーブオイルとニンニクがあれば、比較的簡単に作れます。

できたら、たまにはスーパーに行って、野菜を買いましょう。玉ねぎやじゃがいもは、冷蔵庫で比較的長く保存できるので、買いだめしておくと便利です。とくに玉ねぎは便利な野菜で、カレー、シチュー、野菜炒め、スパゲティ、みそ汁など、色々な料理に使えます。しかも、冷蔵庫に入れておけば、3ヵ月くらいもつので、買い置きできます。

次に、卵を買っておきましょう。卵も、卵焼き、オムレツ、月見うどん・そばなど色々な料理に使えて、しかも栄養価が高い。おかずのないときには、ご飯にかけてしょうゆをたらせば、それだけで「おいしく」いただけます。冷蔵庫に入れておくと、半月ぐらい経っても加熱調理すれば食べられます。

ご飯は、コンビニで無添加のパックご飯が売られていますが、値段も安くありませんし、やはり炊き立てのご飯がおいしいので、お米を買って炊飯器で炊いたほうがよいでしょう。無洗米を利用すれば、簡単にご飯を炊くことができます。

なお、秋から冬にかけては、鍋料理を多く作るようにします。鍋料理は手間がかかりません。野菜を洗って、肉などと鍋に入れて煮込めばOKだからです。すき焼き（味つけはしょうゆと砂糖だけでOK）を卵につけて食べるのなんて、おいしくて栄養バランスもよく、最高です。お酒を飲みながらでも食べられます。ぜひお試しを！

おわりに

コンビニはその名の通り、とても「便利な」なお店であり、都会から農村まで全国いたるところにあって、私たちの生活になくてはならないものになっています。食品のほかに、生活用品や医薬品などを買ったり、電気代やガス代、年金の支払い、さらにはキャッシングやチケットの予約まで、まさしく私たちの生活の拠点となっています。

私の家の近くにもコンビニがありますが、小学生から高校生、主婦やビジネスマン、高齢者まで、多くの人が買いものをしたり、公共料金を払ったり、宅配便を出したり、コピーをとったりと、つねに混雑しています。

しかし、そんなコンビニで売られている食品は、残念ながら、体によいとはいえないものが多いのが現状です。添加物の多い、質の悪い食品がたくさん並んでいます。激しい経済競争を勝ち抜いていくためには、コンビニも食品メーカーも利益を上げなければならず、そんな食品が増えてしまうようです。

とはいえ、コンビニで食品を買わざるを得ない人も多いでしょう。したがって、数ある食品の中から、原材料をよく見て、より質のよい、より安全な食品を自分で選択していかなければならないのです。

おそらくコンビニは、これからも私たちの生活の拠点であり続けるでしょう。それだけコンビニの社会的責任は大きいのです。

激しい経済戦争の中で、質のよい製品を提供しつつ、利益を上げていくのは大変だと思いますが、日本人の生活や健康を担っているのだという意識を持って、改善を進めていっていただきたいと思います。

また、コンビニの質をよくするためには、消費者の意識が重要でしょう。消費者が質のよい食品を選べば、おのずと質のよい製品が増えて、コンビニ自体もよくなっていくはずです。そんな期待もこめて本書を執筆しました。

なお、本書の編集・制作にあたっては、大和書房編集部の丑久保和哉さんに労をとっていただきました。この場を借りて、感謝の意を表したいと思います。

２０１５年9月　渡辺雄二

本作品は２０１０年5月に小社より刊行された『コンビニの買ってはいけない食品買ってもいい食品』を大幅に再編集・加筆し、改題したオールカラー版です。なお、本書中には読者の理解のために商品写真を掲載しておりますが、本書はあくまでも商品比較を趣旨として著作されたものです。

渡辺雄二（わたなべ・ゆうじ）
1954年生まれ、栃木県出身。千葉大学工学部合成化学科卒業。消費生活問題紙の記者をへて、1982年にフリーの科学ジャーナリストとなる。食品・環境・医療・バイオテクノロジーなどの諸問題を消費者の視点で提起し続け、雑誌や新聞に精力的に執筆。とりわけ食品添加物、合成洗剤、遺伝子組み換え食品に造詣が深く、全国各地で講演もおこなっている。
著書には『「食べてはいけない」「食べてもいい」添加物』（大和書房）、『飲んではいけない飲みもの　飲んでもいい飲みもの』『買ってはいけないお菓子　買ってもいいお菓子』『買ってはいけない調味料　買ってもいい調味料』『買ってはいけないインスタント食品　買ってもいいインスタント食品』『食べてはいけないお弁当　食べてもいいお弁当』（以上、だいわ文庫）、『使うなら、どっち!?』『食べるなら、どっち!?』（以上、サンクチュアリ出版）、ミリオンセラーとなった『買ってはいけない』（共著、金曜日）などがある。

コンビニの
「買《か》ってはいけない」「買《か》ってもいい」食品《しょくひん》

2015年10月10日　第1刷発行

著　者　渡辺雄二《わたなべゆうじ》
発行者　佐藤　靖
発行所　大和《だいわ》書房
東京都文京区関口1-33-4
電話　03-3203-4511

ブックデザイン　福田和雄（FUKUDA DESIGN）
写　真　原　幹和
本文・カバー印刷所　歩プロセス
製本所　ナショナル製本

ISBN978-4-479-78337-4

http://www.daiwashobo.co.jp